T0197275

Meine Frau hat Krebs

Tanja Zimmermann • Jochen Ernst

Meine Frau hat Krebs

Wie gehen wir als Paar mit der Erkrankung um

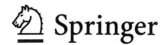

Prof. Dr. Tanja Zimmermann
Professur für Psychosomatik und
Psychotherapie mit Schwerpunkt
Transplantationsmedizin und Onkologie
Medizinische Hochschule Hannover
Hannover, Deutschland

Prof. Dr. Jochen Ernst
Abt. für Medizinische Psychologie und
Medizinische Soziologie
Universitätsklinikum Leipzig AöR
Leipzig, Deutschland

ISBN 978-3-662-63503-2   ISBN 978-3-662-63504-9   (eBook)
https://doi.org/10.1007/978-3-662-63504-9

Die Deutsche Nationalbibliothek verzeichnet diese Publikation in der Deutschen Nationalbibliografie;
detaillierte bibliografische Daten sind im Internet über http://dnb.d-nb.de abrufbar.

Umschlagfoto©https://stock.adobe.com/de/images/mature-woman-suffering-from-cancer/237015778

Lektorat/Planung: Sarah Busch
Springer ist ein Imprint der eingetragenen Gesellschaft Springer-Verlag GmbH, DE und ist ein Teil von
Springer Nature.
Die Anschrift der Gesellschaft ist: Heidelberger Platz 3, 14197 Berlin, Germany

Vorwort – warum dieses Buch?

Krebserkrankungen betreffen in Deutschland pro Jahr nahezu eine halbe Millionen Menschen neu, ein weit größerer Anteil lebt mit der Diagnose bereits längere Zeit oder hat die Erkrankung überstanden. Die Diagnose Krebs reißt Betroffene aus ihrem gewohnten Leben und stellt sie vor eine Vielzahl von Problemen und Herausforderungen. Für Krebserkrankte gibt es im Zusammenhang mit ihrer medizinischen Versorgung viele Angebote und Unterstützungsmöglichkeiten, um die seelischen oder psychosozialen Belastungen zu lindern, die durch die Krankheit und Therapie entstehen können.

Das medizinische Versorgungssystem fokussiert auf den Erkrankten und übersieht leider immer noch häufig, dass hinter jedem Krebserkrankten oft nicht nur ein mitbetroffener Angehöriger steht, sondern nicht selten das gesamte familiäre Gefüge und ein Netz an sozialen Beziehungen – Krebs ist somit gleichsam eine „Wir-Erkrankung".

Erkrankt eine Frau[1] an Krebs, sind es vor allem die Partner, die nicht nur als erste, sondern auch dauerhaft mit den Krankheitsfolgen der Patientin konfrontiert sind, ihr wirksam Hilfe, Unterstützung und Orientierung gewähren und sie sozial oder emotional auffangen. Nicht selten stehen die Partner unter einem andauernden hohen sozialen Erwartungsdruck zur uneingeschränkten Leistungsbereitschaft – Familie, Freunde, auch Ärzte und Ärztinnen übersehen hierbei, dass auch der Partner selber in dieser Situation mit eigenen psychosozialen Konflikten, Ängste und Sorgen zu kämpfen hat, die sich, vor allem bei krisenhaften Krankheitsverläufen der krebskranken Partnerin, zu

---

[1] Der Fokus dieses Buches liegt auf Krebserkrankungen der Frau. Zur besseren Lesbarkeit verwenden wir daher die Begriffe Patientin und Partner. Gemeint sind auch gleichgeschlechtliche Paare.

Beschwerden mit hohem Überlastungspotenzial anstauen können. Die Partner erfahren in diesen Situationen jedoch nur begrenzt Unterstützung durch das (außer-) familiäre soziale Netz oder durch professionelle psychosoziale Angebote, denn diese sind häufig nicht auf die Bedürfnisse der Partner von Krebspatientinnen zugeschnitten oder erreichen sie nicht.

Die Fortschritte in der Behandlung einer Krebserkrankung und der psychoonkologischen Versorgung der Betroffenen und ihrer Partner sind enorm. Das vorliegende Buch greift aktuelle Entwicklungen auf und bereitet diese so auf, dass sie in erster Line die Partner von Krebspatientinnen ansprechen. Das Buch ist eine erste Informationsquelle und Orientierungshilfe und enthält zunächst grundlegende Informationen zu medizinischen Aspekten der Krebserkrankung einschließlich der Themen Palliativversorgung, Tod und Sterben. Wir erläutern, wie sich die Krebserkrankung innerhalb der Partnerschaft auswirkt, welchen Belastungen und sozialen Problemen Sie, Ihre Partnerin oder Ihre Paarbeziehung gegenüberstehen können und welche Möglichkeiten es gibt, diese möglichst erfolgreich zu bewältigen. Eingefügt sind Beispiele und praktische Übungen, die Sie hierbei unterstützen sollen.

Auch als Angehöriger haben Sie die Möglichkeit, eine professionelle Unterstützung wahrzunehmen, wenn Sie emotionalen Beistand benötigen, die Probleme Sie überfordern oder Sie nicht wissen, wie es überhaupt weitergehen kann. Zögern Sie nicht, Hilfe einzufordern, wenn Sie spüren, dass Sie dem Geschehen ohnmächtig gegenüberstehen, Sie lähmende Fragen quälen oder Sie Ihren Alltag nicht mehr ohne Hilfe meistern können. Wichtige Hinweise, wo Sie welche Hilfen finden können und durch wen bzw. wie Sie konkret unterstützt werden, haben wir in diesem Buch ebenfalls zusammengestellt. Natürlich kann das Buch auch für die erkrankte Frau hilfreiche Informationen – insbesondere zur eigenen psychosozialen Belastung, aber auch der des Partners oder der Partnerschaft – geben und ist somit als ein Buch für die Patientin, den Partner und für Paare zu verstehen.

Hannover, Deutschland   Tanja Zimmermann
Leipzig, Deutschland   Jochen Ernst

Inhaltsverzeichnis

1

Diagnose Krebs – was heißt das eigentlich?

Inhaltsverzeichnis

„Ihre Frau hat Krebs" oder „Sie haben Krebs". Für die meisten Menschen ist die Diagnose Krebs – egal ob selbst erkrankt oder als Angehöriger – ein Schock und führt unweigerlich zur Aktivierung von negativen Gefühlen. Gedanken wie „Muss ich jetzt schon sterben?" oder „Das kann doch nicht wahr sein" gehen vielen Betroffenen durch den Kopf, wenn sie mit der Diagnose Krebs konfrontiert werden, und nicht selten wird Krebs mit Tod, Sterben oder Siechtum gleichgesetzt.

> *„Ich habe mir meine eigene Beerdigung schon vorgestellt …"* (32-jährige Frau mit Brustkrebs)
> *„Wie soll es denn jetzt mit unserer Familie weitergehen?"* (41-jähriger Mann einer Krebspatientin)
> *„Das glaube ich jetzt nicht. Das kann nicht wahr sein."* (58-jährige Krebspatientin)

Bei vielen Betroffenen kommen mit der Diagnose Krebs schmerzende Fragen der Endlichkeit des eigenen Lebens auf. Jedoch haben sich die Chancen, eine Krebserkrankung zu überleben, in den letzten Jahren deutlich verbessert. **Aktuell**

T. Zimmermann, J. Ernst, *Meine Frau hat Krebs*, https://doi.org/10.1007/978-3-662-63504-9_1

kann man sogar davon ausgehen, dass mehr als die Hälfte der Erkrankten mit einer dauerhaften Heilung **rechnen kann.** 2016 lebten in Deutschland ca. 1,7 Millionen Menschen, die in den letzten 5 Jahren die Diagnose Krebs erhalten haben. Die Zahl der jemals an Krebs erkrankten Menschen, die in Deutschland leben, wird auf 4 Millionen geschätzt (Robert Koch-Institut., 2019).

In der Auseinandersetzung mit der Diagnose und medizinischen Behandlung sind einige onkologische Hintergrundinformationen hilfreich. Denn: Informationen und Wissen können Angst und Unsicherheit reduzieren.

Auch wenn inzwischen viel über Krebs, die möglichen Risikofaktoren seiner Entstehung sowie über die medizinische Versorgung bekannt ist, lässt sich in den meisten Fällen nicht feststellen, was letztendlich die genaue Ursache der Krebserkrankung war. Risikofaktoren, wie z. B. Rauchen, ungesunde Lebensweise, Übergewicht oder Bewegungsmangel, können ebenso wie Umwelteinflüsse (z. B. chemische Substanzen, UV-Strahlung) oder Krankheitserreger die Entstehung von Krebs begünstigen. Allerdings erkrankt nicht jeder, der diesen Faktoren ausgesetzt ist, auch automatisch an Krebs. Grundsätzlich entstehen Krebszellen, indem sich normale Zellen im Körper verändern und zu Tumorzellen werden, die sich unkontrolliert vermehren und in gesundes Gewebe wachsen. Viele Krebszellen werden vom Immunsystem erkannt und vernichtet, bevor ein Tumor entstehen kann. Aber nicht alle Krebszellen werden vom körpereigenen Reparaturmechanismus erkannt. Tumorzellen können sich auch „unsichtbar" machen und werden dann vom Immunsystem nicht entdeckt und neutralisiert. Daher reicht auch eine einfache Stärkung des Immunsystems als Abwehr gegen Krebs nicht aus, denn das Immunsystem ist ja per se nicht geschwächt, sondern kann die Krebszellen einfach als solche nicht identifizieren.

Mit zunehmendem Alter nimmt die Wahrscheinlichkeit zu, dass Fehler oder Schäden am Erbmaterial auftreten. Daher steigt im höheren Alter auch das Risiko, an Krebs zu erkranken: das körpereigene Reparatursystem arbeitet und funktioniert nicht mehr so zuverlässig. Das mittlere Erkrankungsalter für Krebs liegt in Deutschland aktuell bei 69 Jahren.

Einige Begrifflichkeiten

- **Tumor** (Geschwulst oder Schwellung) ist eine anormale Vergrößerung von Zellen, die sich vermehren; andere Bezeichnung: **Neoplasie** (Neubildung)
- **gutartig** (benigne): Tumore, die keine Metastasen bilden und anderes Gewebe nicht zerstören
- **bösartig** (maligne): Tumore, die ungeordnet und unkontrolliert wachsen, anderes Gewebe zerstören und verdrängen und sich über die Blutgefäße und das Lymphsystem im Körper ausbreiten können und somit Tochtergeschwülste **(Metastasen)** in anderen Bereichen des Körpers bilden können
- **Krebs** = maligne Tumore

1.1 Welche Krebserkrankungen finden sich bei Frauen am häufigsten?

2016 waren in Deutschland 492.000 Menschen neu an Krebs erkrankt. Seit den 1970er-Jahren ist ein absoluter Anstieg der Neuerkrankungen zu beobachten. Die Ursache liegt jedoch vorwiegend in der gestiegenen Lebenserwartung. Bei den Männern ist die Neuerkrankungsrate (also der Anteil der Erkrankten bezogen auf eine bestimmte Altersgruppe) in den letzten 10 Jahren deutlich gesunken – um 12 %, bei den Frauen demgegenüber nur leicht um 1 % (Robert Koch-Institut., 2019). Dieser Unterschied ist darauf zurückzuführen, dass Frauen in den letzten 10 Jahren häufiger an Lungenkrebs und anderen Krebsarten, die durch das Rauchen gefördert werden, erkrankten. Seit den 1980er-Jahren ist der Zigarettenkonsum von Frauen gestiegen und somit ursächlich für diese Entwicklungen. 2016 sind 233.600 Frauen neu an Krebs erkrankt. Um die „Zahlen" hinsichtlich Neuerkrankungen etc. gut verstehen zu können, ist es auch hier hilfreich, ein paar Begrifflichkeiten zu kennen.

Die wichtigsten Begrifflichkeiten

- **Inzidenz**: Anzahl der Neuerkrankungen in einem bestimmten Zeitraum (z. B. 2016 erkrankten 492.000 Menschen neu an Krebs)
- **Mortalität**: Anzahl der Personen, die innerhalb eines bestimmten Zeitraums an Krebs sterben (z. B. 2016 starben 226.680 Menschen an Krebs)
- **Prävalenz**: Zahl aller Menschen, die derzeit mit Krebs leben (z. B. 2016 lebten 1,67 Millionen Krebserkrankte, die innerhalb der letzten 5 Jahre erkrankt waren)
- **Absolute Überlebensrate**: gibt an, wie viele Personen z. B. nach 5 Jahren noch am Leben sind – unabhängig von der Todesursache (z. B. eine absolute Überlebensrate von 80 % bedeutet, dass 80 von 100 Erkrankten nach 5 Jahren noch leben, 20 Personen sind gestorben – allerdings nicht ausschließlich an Krebs)
- **Relative Überlebensrate**: berücksichtigt nur die Sterbefälle an Krebs (z. B. ein relatives 5-Jahres-Überleben von 100 % bedeutet, dass innerhalb von 5 Jahren nach der Krebsdiagnose genauso viele Personen gestorben sind, wie auch ohne die Krebsdiagnose zu erwarten gewesen wäre)
- **5- bzw. 10-Jahres-Überleben**: gibt das Überleben innerhalb von 5 bzw. 10 Jahren nach Diagnosestellung an

Zu den drei häufigsten Tumorerkrankungen bei Frauen gehören Brust-, Darm- und Lungenkrebs. Abb. 1.1 zeigt die Verteilung der Häufigkeiten der Krebserkrankungen bei Frauen.

- Mit ca. 69.000 Neuerkrankungen 2016 ist **Brustkrebs** mit Abstand die häufigste Krebserkrankung der Frau. Somit erkrankt etwa jede 8. Frau im Laufe ihres Lebens an Brustkrebs. Bei der Diagnosestellung sind 3 von 10 Frauen jünger als 55 Jahre. Das mittlere Erkrankungsalter liegt bei 64 Jahren.
- Die zweithäufigste Krebserkrankung der Frau ist **Darmkrebs** mit ca. 25.990 Erkrankungen in 2016 (Robert Koch-Institut., 2019). Somit erhält 1 von 20 Frauen im Laufe ihres Lebens die Diagnose Darmkrebs. Das Erkrankungsrisiko steigt mit zunehmendem Alter deutlich an. Mehr als die Hälfte der Erkrankten sind älter als 70 Jahre und nur 10 % erhalten die Diagnose vor dem 55. Lebensjahr. Somit liegt das mittlere Erkrankungsalter bei Frauen bei 76 Jahren.
- **Lungenkrebs** wurde 2016 bei 21.500 Frauen neu diagnostiziert. Seit Ende der 1990er-Jahre ist ein Anstieg der Fälle bei Frauen zu beobachten, wohingegen die Rate bei Männern zurückging. Das mittlere Erkrankungsalter liegt bei 69 Jahren.

Neben diesen drei häufigsten Krebserkrankungen der Frau sind weitere Tumordiagnosen möglich (siehe Abb. 1.1).

Ca. 5 bis 10 % der Krebserkrankungen beruhen auf einer angeborenen genetischen Veranlagung (= Disposition). Krebserkrankungen treten in diesen Familien gehäuft und schon in jüngerem Alter auf. Wichtig ist, dass nicht alle Personen, die eine genetische Veranlagung haben, auch an Krebs erkranken. Falls so eine genetische Veranlagung besteht, haben Betroffene die Möglichkeit einer optimalen Beratung und Betreuung in bestimmten Zentren und können eine sog. intensivierte Früherkennung in Anspruch nehmen. Weitere Informationen dazu finden sich beim BRCA-Netzwerk e.V. (www.brca-netzwerk.de).

> **Übersicht**
>
> Um mehr Informationen zu den einzelnen Krebserkrankungen zu erhalten, sind die **Webseiten der Deutschen Krebshilfe** unter https://www.krebshilfe.de/informieren/ueber-krebs/krebsarten/ oder die **blauen Ratgeber der Deutschen Krebshilfe** https://www.krebshilfe.de/informieren/ueber-krebs/infothek/infomaterialkategorie/die-blauen-ratgeber/ zu empfehlen.
>
> Darüber hinaus finden sich weitere vertiefenden Informationen auch in den **Patienten- und Gesundheitsleitlinien** aus dem Leitlinienprogramm Onkologie https://www.leitlinienprogramm-onkologie.de/patientenleitlinien/ sowie beim **Krebsinformationsdienst** https://www.krebsinformationsdienst.de.

Frauen

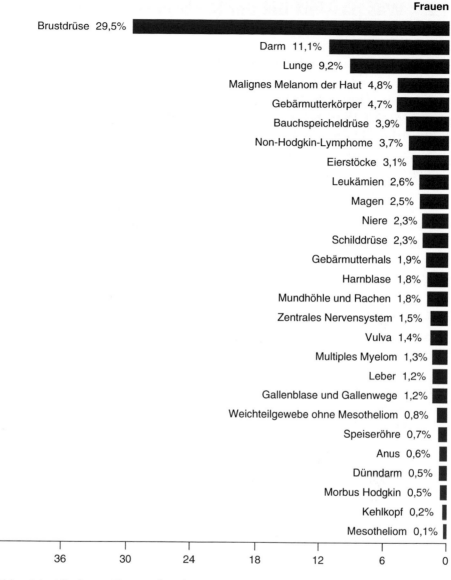

Abb. 1.1 Häufigste Tumorerkrankungen der Frau in Deutschland 2016 (Robert Koch-Institut., 2019)

1.2   Was passiert bei der Krebsentstehung?

Warum entsteht Krebs? Diese Frage beschäftigt und quält viele Betroffene und auch Angehörige (siehe Abschn. 3.1, S. 35). Leider gibt es bis heute keine zufriedenstellende Erklärung, warum Krebs entsteht. Die biologische Erklärung ist: Wenn sich Zellen im Körper unkontrolliert teilen, kann Krebs entstehen. Dies kann dadurch passieren, dass es Schäden am Erbmaterial oder Fehler beim Ablesen der Erbinformation in den Zellen gibt. Somit wachsen diese Zellen und teilen sich, obwohl sie das eigentlich nicht sollten. Sie können ihren angestammten Platz im Gewebe verlassen und sich somit im Körper ausbreiten.

Tumore werden nach dem Gewebe bezeichnet, aus dem sie ursprünglich stammen, daher gibt es bei den sog. **soliden Tumoren** (haben ihren Ursprung an **einem** Ort) folgende Bezeichnungen:

- **Karzinome**: aus Gewebe, das die inneren und äußeren Oberflächen im Körper bedeckt
- **Sarkome**: im Binde- und Stützgewebe (z. B. Fettgewebe, Muskeln, Knochen)
- **Blastome**: embryonale Tumore, die während der Gewebe- oder Organentwicklung entstehen

Bösartige Erkrankungen des lymphatischen Systems (Lymphome) oder des blutbildenden Systems (Leukämien) werden als **systemische Krebserkrankungen** bezeichnet, weil sie den ganzen Körper betreffen.

1.3   Wie wird Krebs eigentlich entdeckt?

Um Krebs frühzeitig erkennen zu können, ist die Krebsfrüherkennung hilfreich. Das Ziel liegt in der Entdeckung von Tumoren in einem frühen Stadium. In frühen Stadien lassen sich Tumore erfolgreicher und schonender behandeln als im fortgeschrittenen Stadium. Von den Krankenkassen werden Früherkennungsuntersuchungen finanziell übernommen. Bei Frauen werden ab dem 20. Lebensjahr jährlich PAP-Tests zur Entdeckung von Gebärmutterhalskrebs durchgeführt, ab 30 Jahren Tastuntersuchung der Brust und im Alter von 50–69 Jahren alle zwei Jahre eine Mammografie. Darüber hinaus haben Frauen ab 55 Jahren die Möglichkeit, eine Koloskopie (Darmspiegelung) durchführen zu lassen und ab 50 einmal jährlich einen Bluttest im Stuhl zur Früherkennung von Darmkrebs. Sowohl Männer als auch Frauen können ab 35 Jahren alle zwei Jahre ein Hautkrebsscreening durchführen lassen.

Zur Diagnose von Krebs sind sowohl bildgebende Verfahren als auch die Analysen von Zell- und Gewebeproben wichtig. Dazu gehören Röntgenuntersuchungen wie z. B. die Mammografie, Magnetresonanztomografie, Computertomografie, Positronen-Emissions-Tomografie, Szintigrafie zur Untersuchung von Knochen oder der Schilddrüse, Ultraschall, Endoskopie, Laboruntersuchungen, Biopsien oder Punktionen zur Entnahme und mikroskopischen Untersuchung von Gewebeproben. Anhand dieser Gewebeproben können Aussagen über die Gut- oder Bösartigkeit des Tumors gemacht werden. Einige dieser Untersuchungen werden von den betroffenen Frauen auch als sehr unangenehm erlebt, weil sie z. B. schmerzhaft oder mit lauten Geräuschen oder Enge verbunden sind. Hinzu kommen Ängste und ein Gefühlschaos zwischen Hoffen und Bangen, welches die Situation noch erschweren kann – sowohl für die Patientinnen als auch für ihre Partner. **Sich gemeinsam in dieser Phase zu unterstützen und füreinander da zu sein, ist sehr hilfreich.**

Auch wenn die Diagnosemethoden immer weiter verbessert und verfeinert werden und somit eine hohe Zuverlässigkeit aufweisen, sind „Fehler" oder „Fehlinterpretationen" der Befunde möglich. Hier empfiehlt sich nach Rücksprache mit dem behandelnden Arzt, eine Zweit- oder Drittmeinung einzuholen.

1.4   Wie stehen die Überlebenschancen?

Auch wenn Krebs vielfach mit Hoffnungslosigkeit und Unheilbarkeit in Verbindung gebracht wird – die Krebssterblichkeit in Deutschland ist seit Jahren rückläufig und die Lebenserwartung der Erkrankten (die sog. Überlebenszeit) steigt deutlich. Starben in den 1980er-Jahren noch mehr als $^2/_3$ der Patienten an der Krebserkrankung, so kann man heute davon ausgehen, dass mehr als die **Hälfte der Betroffenen dauerhaft geheilt** werden kann. Dies liegt in erster Linie an den Verbesserungen bei der Vorbeugung (Prävention), Früherkennung und Behandlung. Allerdings unterscheiden sich die Prognose und die Überlebensdauer bei den einzelnen Krebsarten z. T. sehr deutlich.

Bei Frauen finden sich die gleichen Krebsarten bei den **häufigsten Krebstodesfällen** wie bei den Neuerkrankungen: Brustkrebs, Lungenkrebs und Darmkrebs (siehe Abb. 1.2). Auch wenn **Brustkrebs** nach wie vor die häufigste Krebstodesursache ist, haben sich aufgrund der Verbesserungen in der Diagnostik und Therapie die Überlebenschancen deutlich verbessert. Die absolute 5-Jahres-Überlebensrate liegt bei 79 %, die relative

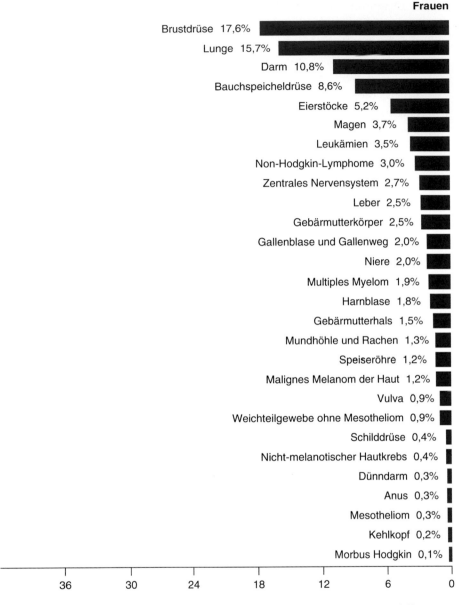

Abb. 1.2 Anteil der häufigsten Tumorerkrankungen an allen Krebssterbefällen 2016 (Robert Koch-Institut., 2019)

5-Jahres-Überlebensrate bei 87 % (zu den Begrifflichkeiten siehe S. 9). Nach 10 Jahren liegt die absolute Überlebensrate bei 66 % und die relative bei 82 %. Das mittlere Sterbealter liegt bei 75 Jahren.

Auch bei **Darmkrebs** ist die Sterblichkeit in den letzten 10 Jahren deutlich zurückgegangen. Die relative 5-Jahres-Überlebensrate liegt für Frauen bei 63 %, die absolute bei 52 %. Das mittlere Sterbealter liegt bei 80 Jahren.

Lungenkrebs geht mit einer schlechteren Prognose einher, was sich auch in den niedrigen relativen 5-Jahres-Überlebensraten von 21 % ausdrückt. Das mittlere Sterbealter liegt bei 71 Jahren.

Dies alles sind statistische Daten, die keinerlei persönliche Schicksale berücksichtigen und werten. **Denn: Jede Krebserkrankung verläuft individuell!** Somit lassen sich nur bedingt individuelle Prognosen aus diesen allgemeinen Zahlen ableiten. Auch wenn Sie vielleicht andere Personen kennen, die ebenfalls an Krebs erkrankt sind oder waren – vielleicht auch Personen, die Ihnen nahestehen oder -standen (Familienmitglieder, Freunde etc.) –, sind Vergleiche mit anderen Krebserkrankten wenig zielführend, da der Erkrankungsverlauf sehr variieren kann und entsprechend die Behandlungen auch sehr individualisiert sind.

„Ich habe sofort an die Krebserkrankung meiner Mutter gedacht. Jetzt wird es meiner Frau genauso schrecklich ergehen.“ (57-jähriger Mann einer Krebspatientin)

Sollten Sie in der Vergangenheit eigene Erfahrungen mit Krebserkrankten gemacht haben, können diese Erinnerungen durch die aktuelle Situation wieder aktiviert werden und möglicherweise auch Sorgen oder negative Gedanken und Gefühle auslösen. Achten Sie darauf, inwiefern diese Erinnerungen und Erfahrungen aus der Vergangenheit Einfluss auf die aktuelle Situation nehmen. Berücksichtigen Sie dabei, dass **Krebs nicht gleich Krebs** ist und sich das Behandlungsspektrum in den letzten Jahren deutlich verändert hat. Es ist durchaus auch möglich, dass Sie positive Erfahrungen haben oder Beispiele kennen, die Ihnen Mut machen können.

„Im letzten Jahr ist unsere Tochter an Brustkrebs erkrankt. Jetzt habe ich die Diagnose bekommen. Aber ich weiß genau, was auf mich zukommt – mein Mann und ich haben unsere Tochter bei der Behandlung begleitet – und ich weiß auch, dass ich das genauso gut machen werde wie unsere Tochter.“ (65-jährige Brustkrebspatientin)

Um sich darüber klar zu werden, ob Erfahrungen oder frühere Berührungspunkte mit Krebs die aktuelle Situation – positiv oder negativ – beeinflussen, kann die folgende Übung hilfreich sein.

Übung *zum Nachdenken*

Denken Sie einen Moment über die folgenden Fragen nach.

- Habe ich in der Vergangenheit Erfahrungen mit Krebs gemacht? Wenn ja, welche?
- Beeinflussen diese Erfahrungen die aktuelle Situation?
- Falls ja, inwiefern beeinflussen diese Erfahrungen die aktuelle Situation? Positiv oder negativ?
- Wie kann ich die Erfahrungen aus der Vergangenheit auch sinnvoll nutzen, z. B. als Ressource, zur Stressbewältigung etc.?
- Was habe ich in der Vergangenheit erlebt oder gelernt, das jetzt hilfreich sein könnte? Und wie kann ich das nutzen?

Um mehr über den möglichen Verlauf der Krebserkrankung zu erfahren, sind der behandelnde Arzt oder die behandelnde Ärztin die beste Ansprechperson. Anhand der individuellen medizinischen Befundlage können mögliche Parameter und Merkmale des Krebses am besten eingeschätzt werden und eine optimierte Behandlung geplant und durchgeführt werden.

2

Was kommt nach der Diagnose?

Inhaltsverzeichnis

Die Diagnose Krebs ist gestellt – aber was heißt das jetzt eigentlich? Muss jetzt ganz schnell gehandelt werden? Bleibt Zeit für Entscheidungen? Können Therapien auch abgelehnt werden? Darf man auch eine zweite Meinung einholen?

Der Verlauf einer Krebserkrankung und -behandlung kann in einzelne Phasen unterteilt werden, wobei auch hier der individuelle Verlauf phasenübergreifend sein kann – eine „Norm" gibt es an dieser Stelle nicht. Während dieser einzelnen theoretischen **Krankheits- und Behandlungsphasen** kann es zu unterschiedlichen Herausforderungen und Belastungen – sowohl für die Patientin als auch für den Partner – kommen (siehe Abb. 2.1).

- Ängste, Verunsicherungen, Schock
- Wartezeiten
- neue, verschiedene Gesprächspersonen, viele Untersuchungen und Informationen
- massive Gefühlsschwankungen (Hoffnung vs. Angst)
- Therapieentscheidungen treffen

- Kombination verschiedener Therapien
- Nebenwirkungen
- Ängste, Disstress
- Autopilot
- Kontrollverlust
- Gefühl des „Ausgeliefertseins"
- oft kurze Liegezeiten im Krankenhaus

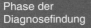

Phase der Diagnosefindung

Primärbehandlung

- erste Auseinandersetzung mit der Erkrankung und den Folgen – auch psychisch
- erste Schritte der Krankheitsbewältigung sind möglich
- „zu Kräften kommen"
- „durchatmen"

- Schutz der therapeutischen Institutionen nicht mehr vorhanden —> Ängste, Sorgen
- Frage nach (beruflicher) Leistungsfähigkeit
- Ziele für die Zukunft
- Veränderung von Zielen und Prioritäten möglich
- Progredienzangst (Angst vor dem Wiederauftreten der Erkrankung)

AHB oder Rehabilitation

Rückkehr in das normale Leben

Abb. 2.1 Theoretische Krankheitsphasen mit ihren Herausforderungen und Belastungen

2.1 Phase der Diagnosefindung und Tipps für Arztgespräche

Eine Krebserkrankung geht für viele Menschen mit einer Reihe von einschneidenden Belastungen einher. Oft kommt die Diagnose völlig unerwartet und trifft Patientin und Angehörige gänzlich unvorbereitet.

„Ich war zur Krebsfrüherkennung und plötzlich hat meine Frauenärztin etwas im Ultraschall gesehen." (56-jährige Patientin mit Gebärmutterkrebs)

„Als ich die Brust meiner Frau streichelte, habe ich es plötzlich gespürt. Es war ungefähr so groß wie ein Hühnerei. Ich habe gleich gedacht, da stimmt was nicht, das kann nicht richtig sein." *(55-jähriger Mann einer Patientin mit Brustkrebs)*

Die meisten Betroffenen fühlen sich im Vorfeld nicht krank oder unwohl. Allerdings ändert sich dies häufig mit der Diagnosestellung. Die körperliche, seelische und soziale Existenz ist bedroht. Eine ganze Reihe von belastenden Ereignissen tritt ein, die das Leben auf den Kopf stellen können. Angst und Unsicherheit stehen im Vordergrund.

„Es hat mir komplett den Boden unter den Füssen weggerissen." *(63-jähriger Mann einer Patientin mit Darmkrebs)*
„In dem Moment lief gleich ein Film vor meinen Augen ab, was passiert mit dem Kind … das war der schwärzeste Moment … ich habe mir meine Beerdigung schon vorgestellt … ich habe mich eigentlich schon auf dem Friedhof gesehen …" *(32-jährige Patientin mit Brustkrebs)*

Zum Zeitpunkt der Diagnosestellung befinden sich viele Betroffene in einer Art „Schockzustand". Es ist dann nahezu unmöglich, einen klaren, rationalen Gedanken zu fassen, denn die Gedanken lassen sich nicht fokussieren und schweifen ständig ab, nicht selten in aufwühlende Fantasien zu Sterben und Tod. Hoffen und Bangen sind Gefühle, die im Vordergrund stehen. In diesem Zustand ist es nicht einfach, die gesamten Informationen, die man während der Diagnosevermittlung erhält, aufzunehmen, zu sortieren und zu bewerten. Hier ist es hilfreich, **gemeinsam als Paar oder mit einer vertrauten Person zu Arztgesprächen** zu gehen.

„Es war ein Schock. Man hört zwar zu, aber irgendwie wie durch einen Schleier. Und hinterher muss man sich vergewissern, ob der Partner das genauso gehört hat wie man selber … das ist schon Wahnsinn und es waren einige Sachen, die hatte ich dann anders verstanden als mein Mann." *(32-jährige Patientin mit Brustkrebs)*

Es müssen möglicherweise Behandlungsentscheidungen getroffen werden und dies zu einem Zeitpunkt, wo viele Betroffene noch gar nicht fassen und akzeptieren können, dass sie an Krebs erkrankt sind. In den meisten Fällen ist es nicht nötig, bei Behandlungsentscheidungen überstürzt zu handeln. Die Verarbeitung der notwendigen Informationen braucht **Zeit** und Gelegenheit, in Ruhe darüber nachzudenken. Nur so lassen sich diese Therapieentscheidungen gut treffen. Sind Sie oder Ihre Partnerin unsicher, kann auch eine Zweit- oder Drittmeinung hilfreich sein, um eine für sich passende Entscheidung zu treffen. Der behandelnde Arzt oder die behandelnde Ärztin sollte Sie hierbei unterstützen, denn Sie haben das Recht auf eine Zweitmeinung!

Um sich auf ein Arztgespräch gut vorzubereiten, finden Sie im Folgenden ein paar Tipps.

Tipps für Arztgespräche

- Gehen Sie gemeinsam (mit einer vertrauten Person) zu Arztterminen.
- Viele Menschen sind während eines Arztgespräches aufgeregt, deswegen ist es hilfreich, sich vorab die Fragen zu notieren und sich auch während des Gesprächs Notizen zu machen.
- Scheuen Sie sich nicht davor nachzufragen, wenn Sie etwas nicht sofort verstanden haben. Fragen Sie auch mehrfach – so lange, bis Sie es verstanden haben. Jede Frage ist erlaubt!
- Versuchen Sie, die wichtigen Inhalte des Gesprächs mit eigenen Worten zusammenzufassen. So können Missverständnisse vermieden werden.
- Informieren Sie Ihren Arzt oder Ihre Ärztin über alle wichtigen krankheitsbezogenen Aspekte. Welche Medikamente nehmen Sie aktuell ein, auch rezeptfreie Arzneimittel, naturheilkundliche Produkte oder Nahrungsergänzungsmittel? Auch über weitere Erkrankungen sollte der behandelnde Arzt oder die behandelnde Ärztin informiert werden.
- Wenn wichtige Therapieentscheidungen anstehen, dürfen Sie auch um ein paar Tage Bedenkzeit bitten. Dies wird in der Regel die Heilungschancen nicht verschlechtern, denn in den meisten Situationen ist ein sofortiges Handeln nicht notwendig.
- Wenn Sie zwischen verschiedenen Behandlungsmöglichkeiten wählen müssen, sollten Sie sich umfassend informieren und sich für die Entscheidung die notwendige Zeit nehmen.
- Bitten Sie Ihren Arzt oder Ihre Ärztin darum, sich etwas Zeit zu nehmen. Für die Ärzte oder Ärztinnen handelt es sich meist um Routinen, für Sie ist jedoch alles Neuland.
- Wenn Sie Zweifel am beschriebenen Vorgehen haben oder Unsicherheiten bemerken, können Sie jederzeit auch eine Zweitmeinung einholen. Sie haben ein Recht auf eine Zweitmeinung und auf eine freie Arztwahl.
- Sie haben als Patientin auch ein Recht, Einsicht in Ihre medizinische Akte zu nehmen.

Viele medizinische Behandlungen werden von den onkologischen Patienten als belastend, aufwühlend und „krankmachend" erlebt und gehen vielfach mit Nebenwirkungen einher. Dies kann zu Ängsten vor den Behandlungen führen. Sprechen Sie mit dem medizinischen Team hinsichtlich der zu erwartenden Nebenwirkungen. Oftmals besteht auch die Möglichkeit, die Nebenwirkungen zu reduzieren oder ergänzend alternative Verfahren zur Linderung der Nebenwirkungen einzusetzen. Dies sollte aber unbedingt in Absprache mit dem medizinischen Team erfolgen!

Im weiteren Verlauf der Erkrankung kann auch die Angst vor einem Wiederauftreten oder einer Verschlechterung der Erkrankung – die sog. Progredienzangst hinzukommen (siehe Abschn. 2.4, S. 24).

Viele Betroffene erleben in dieser Phase der Krebserkrankung einen **Autonomie- und Kontrollverlust.** Sowohl für die erkrankte Frau als auch für den Partner werden Anpassungsleistungen in vielen Lebensbereichen erforderlich (z. B. Beruf, Familie, Haushalt, Freizeit) und es werden möglicherweise auch Lebens- und Zukunftspläne in Frage gestellt.

> *„Jetzt sind wir endlich beide in Rente und wollten die Hälfte des Jahres in Schweden verbringen. Da haben wir unser ganzes Berufsleben darauf hingearbeitet und jetzt wird das erstmal nichts werden.“ (64-jähriger Mann einer Patientin mit Gebärmutterhalskrebs)*
>
> *„Wir führen gerade das Leben eines Rentnerehepaares. Das habe ich mir mit Mitte 30 auch anderes vorgestellt.“ (35-jähriger Mann einer Brustkrebspatientin)*

Die Diagnose einer Krebserkrankung kann sich unter Umständen sowohl für die betroffene Frau als auch für den Mann zu einem **traumatischen Ereignis** entwickeln. Die Amygdala, das so genannte „Angstzentrum" im Gehirn, wird aktiviert, sodass rationale Bewältigungsstrategien und Lösungen zunächst nicht mehr zugänglich sind. Bei extremer **Angst** kann der normale Informations- und Integrationsprozess blockiert werden und eigentlich nicht bedrohliche oder gefährliche Alltagsreize können übermäßige Angstreaktionen auslösen. Die Betroffenen erleben oft unverhofft und ohne Anlass extreme Angst und Panik, die in der Situation nicht angemessen ist und von ihnen selbst und der Umgebung als befremdlich erlebt wird.

> *„Jedes Mal, wenn wir in der Nähe der Klinik vorbeikamen, bemerkte ich ein Druck- und Engegefühl auf der Brust – wie damals, als meine Frau hier lag und ich mir so große Sorgen um sie gemacht habe" (61-jähriger Mann einer Krebspatientin)*

Angst kann zu einer erhöhten physiologischen Erregung führen und in der Folge auch Schlafstörungen, erhöhte Schreckhaftigkeit oder Konzentrationsstörungen nach sich ziehen.

> *„Morgens lese ich immer die Tageszeitung. Immer wieder bemerke ich, dass ich zwar auf die Zeitung starre, den Inhalt aber gar nicht aufnehme, weil ich mit den Gedanken bei der Erkrankung meiner Frau bin.“ (67-jähriger Mann einer Krebspatientin)*

„Das Einschlafen klappt meist noch gut, aber wenn ich dann nachts aufwache, dann kommen die Gedanken. Was soll nur werden? Kommt der Krebs wieder? Ist er vielleicht schon wieder da? Mein Herz fängt an zu klopfen, mir wird heiß und ich bekomme keine Luft mehr." (35-jährige Krebspatientin)

Angst kann auch dazu führen, dass bestimmte Situationen vermieden werden. Zum Beispiel sieht eine Patientin sich außerstande, die Klinik, in der sie operiert wurde, wieder zu betreten. Vermeidung kann sich nicht nur auf Orte beziehen, sondern auch auf Gesprächsthemen, z. B. indem Paare nicht miteinander über die Krebserkrankung sprechen, aus Angst, den anderen zu sehr zu belasten und negative Emotionen hervorzurufen (siehe Kap. 7, S. 82).

Gedanken an die Familie – und hier besonders an die eigenen Kinder – können ebenfalls mit großen Ängsten verbunden sein. Sorgen wie: *„Sieht meine Frau unser Enkelkind noch aufwachsen?"* oder *„Erlebe ich die Einschulung meines Kindes noch?"* können sehr quälend sein und zu Traurigkeit, Ängsten bis hin zu Depressionen führen.

Leider ist in den meisten Fällen der Verlauf einer Krebserkrankung nicht vorhersehbar. Somit wird man keine Gewissheit bekommen, ob und wie lange man seine Kinder oder Enkelkinder noch aufwachsen sieht. Dies betrifft allerdings jeden Menschen – die Länge des Lebens ist nicht vorhersehbar und Prognosen darüber sind unsicher und schwer zu treffen. Auch hier können gemeinsame Gespräche zwischen Patientin und Partner die Angst reduzieren und auch genutzt werden, um bestimmte Handlungen zu planen.

Hinzu kommen häufig auch die sehr quälenden Fragen nach dem „Warum". *„Warum bin ich erkrankt?"*, *„Warum ist meine Frau erkrankt?"* oder *„Was habe ich falsch gemacht?"*. Diese Suche nach Ursachen für die Erkrankung ist nachvollziehbar. Denn wenn man wüsste, warum man erkrankt ist, hätte man möglicherweise wieder mehr Kontrolle und könnte alles tun, damit man nicht wieder erkrankt. Leider ist die Suche nach den Ursachen in den meisten Fällen wenig erfolgreich und führt oft zu Selbstbeschuldigungen und damit zu noch mehr Belastungen (siehe Abschn. 3.1, S. 35).

2.2   Primärbehandlung im Krankenhaus

Die Säulen der medizinischen onkologischen Behandlung bestehen in den meisten Fällen aus Operation, Strahlentherapie, Chemotherapie und Antihormontherapie. Darüber hinaus bieten zielgerichtete Behandlungen wie Immuntherapie, Antikörpertherapie, Kinaseinhibitoren oder Checkpointinhibitoren etc. weitere individuelle Behandlungsoptionen. Mit Hilfe der sog.

personalisierten Krebsmedizin können anhand von Gewebe- und Blutproben Genveränderungen und Zellmerkmale der Krebszellen identifiziert werden, die dann mit individualisierten, maßgeschneiderten und zielgerichteten Behandlungen therapiert werden können.

2.2.1   Exkurs: Fertilitätserhalt

Eine Krebsbehandlung beeinträchtigt in vielen Fällen auch die Fruchtbarkeit (= Fertilität). Daher ist es wichtig, sich **vor** Beginn der Therapie zu fragen, ob man Kinder bzw. noch weitere Kinder haben möchte. Mit dieser Frage sollten sich alle Krebspatientinnen und Partner im zeugungs- bzw. gebärfähigen Alter unmittelbar nach der Diagnose auseinandersetzen. Obwohl zu diesem Zeitpunkt die Genesung im Vordergrund steht, äußert ein Großteil der infrage kommenden Patientinnen und Partner einen Kinderwunsch. Viele Betroffene haben unmittelbar nach der Diagnosestellung das Gefühl, sich erst mal voll und ganz auf die Krebsbehandlung konzentrieren zu wollen oder zu müssen, dennoch sollte auch über das Thema Kinder nachgedacht werden. Gehören Kinder zu meinem Lebensplan? Wie wäre mein Leben ohne Kinder? Wie stehe ich als Partner zu dem Thema? Sind für mich Kinder wichtig? Ist für mich ein Leben ohne Kinder vorstellbar? Die Auseinandersetzung mit diesen Fragen kann noch weitere, z. T. grundlegende Fragen zur Paarbeziehung aufwerfen, z. B., ob man noch die „richtige" Partnerin ist, wenn man keine Kinder mehr bekommen kann. Möglicherweise wird auch die Beziehung insgesamt infrage gestellt.

Hier sollte nicht vorschnell gehandelt werden. Gemeinsame Zeit mit dem Partner, um über diese Fragen nachzudenken, auch wenn sie Ihnen vielleicht zum Zeitpunkt der Diagnosestellung eher zweitrangig erscheinen, können sehr hilfreich sein. Tauschen Sie sich darüber aus und sprechen Sie miteinander über Ihre Wünsche, Ängste und Sorgen. Sprechen Sie auch darüber, was es bedeuten würde, keine Kinder oder keine weiteren Kinder mehr bekommen zu können – für Ihre Partnerschaft, für Sie persönlich und für Ihre gemeinsame Zukunft.

Mit dem Arzt oder der Ärztin sollte besprochen werden, wie sich die individuelle Krebsbehandlung auf die Fruchtbarkeit auswirkt und welche Möglichkeiten des Fertilitätserhalts gegeben sind. Wenn Patientinnen einen Kinderwunsch haben, kann dies gegebenenfalls bei der Wahl der entsprechenden Therapie berücksichtigt werden. Es ist daher sehr wichtig, dieses Thema *vor* Beginn der Behandlung anzusprechen. Erkrankungen und Therapien können die Eierstöcke schädigen und damit potenziell zur Unfruchtbarkeit und zu Hormonmangelerscheinungen führen. Diese Schädigungen sind abhängig vom Alter (Frauen über 35 Jahre haben meistens schon eine reduzierte Eierstockfunktion), von der Dosierung des Chemotherapeutikums bzw. der Strahlendosis, von der Art des Chemotherapeutikums und von der Körperregion, die bestrahlt wird (z. B. Bestrahlung im kleinen Becken). Inzwischen liegen sehr gute Erkenntnisse für die einzelnen Therapieansätze vor, ab wann mit einer Schädigung der Eierstöcke oder der Gebärmutter gerechnet werden kann.

Falls es keine Wahlmöglichkeiten bei der medizinischen Behandlung gibt, sind dennoch Maßnahmen möglich, die nach Abschluss der Krebsbehandlung die Realisierung eines Kinderwunsches ermöglichen. Zum Beispiel können Eizellen oder Eierstockgewebe sowie unbefruchtete oder befruchtete Eizellen eingefroren (Kryokonservierung) werden. Auch operative Möglichkeiten, z. B. das „Verlegen" der Eierstöcke aus dem Bestrahlungsfeld, sind möglich. Eine Hormontherapie ist eine Option, um die Eierstöcke für den Zeitpunkt der Chemotherapie in die Wechseljahre zu versetzen. All diese Maßnahmen müssen **vor** Beginn der Krebstherapie erfolgen. Leider werden Krebserkrankte nicht immer nach Diagnosestellung über diese Möglichkeiten aufgeklärt, sodass es wichtig ist, hier die Initiative zu ergreifen und das Thema aktiv anzusprechen. Weitere Informationen finden sich auf der Webseite www.fertiprotect.de. Dort finden sich auch Hinweise zu den einzelnen Krebserkrankungen und den Möglichkeiten des Fruchtbarkeitserhalts sowie den Kosten und deren Übernahme durch die Krankenkassen.

2.2.2 Nebenwirkungen der medizinischen Behandlung

Während der primären Behandlung stellen Nebenwirkungen der medizinischen Behandlung, aber auch mögliche Spät- oder Langzeitfolgen, eine große Belastung für Betroffene dar. Einige Nebenwirkungen können durch supportive, also begleitende und unterstützende Therapien eingedämmt werden bzw. gehen nach Abschluss der Therapie zügig zurück. Eine Reihe von Nebenwirkungen treten sehr häufig auf, allerdings: Welche Nebenwirkungen wie stark auftreten, ist individuell sehr unterschiedlich. Bei der Chemotherapie sind häufige Nebenwirkungen Veränderungen der Haut- und Schleimhäute sowie Haarausfall und Durchfall. Aber auch Modifikationen im Stoffwechsel, im Blutbild sowie kardiologische oder neurologische Veränderungen sind möglich. Auch bei der Strahlentherapie kann es zu Übelkeit und Erbrechen, Hautveränderungen, Schleimhautentzündungen und Blutbildbeeinträchtigungen kommen.

„Der Haarverlust war am schlimmsten. Jetzt konnte jeder sehen, dass ich Krebs habe." (48-jährige Brustkrebspatientin)

Patientinnen sollten sich intensiv über zu erwartende Nebenwirkungen, aber auch über Spät- oder Langzeitfolgen informieren und sich auch nicht scheuen, bei Fragen hierzu eine zweite Meinung einzuholen – hierauf haben sie ein Recht. Die Entscheidung über die Durchführung einer medizinischen Behandlung sollte immer unter Abwägung des Nutzens auf der einen Seite und den möglichen Nebenwirkungen mit Einbußen der Lebensqualität auf der anderen Seite erfolgen.

Ängste und psychische Belastungen (Disstress) können die Lebensqualität der Betroffenen deutlich beeinträchtigen. Auch im Akutkrankenhaus – insbesondere in zertifizierten onkologischen Zentren[1] – besteht die Möglichkeit, sich hierfür Unterstützung zu holen – durch **psychoonkologische Gespräche** (siehe Abschn. 8.5, S. 93). Der Fokus dieser Gespräche liegt darauf, den Umgang mit diesen Ängsten und Belastungen zu erleichtern und erste Strategien zu erlernen, um die Krankheit etwas besser bewältigen zu können. Auch Angehörige haben Anspruch auf ein psychoonkologisches Beratungsgespräch.

2.3 Anschlussheilbehandlung oder Rehabilitation

Nach der medizinischen Behandlung im Akutkrankenhaus oder in einer onkologischen Ambulanz gibt es die Möglichkeit, eine Anschlussheilbehandlung oder Rehabilitation in Anspruch zu nehmen (siehe Abschn. 8.5.3, S. 97). Während der Rehabilitationsmaßnahmen erhalten Betroffene Unterstützung bei der Bewältigung der Krankheitsfolgen. Die Ziele der Rehabilitationsmaßnahme richten sich auf die Wiederherstellung der körperlichen Gesundheit, auf die Stabilisierung der psychischen und sozialen Funktionsfähigkeit sowie auf die familiäre und berufliche Integration. Der Erhalt oder die Verbesserung der Lebensqualität und auch die Unterstützung bei der Krankheitsverarbeitung sind zentrale Ziele. Es besteht auch die Möglichkeit für intensive psychoonkologische Gespräche sowohl im Einzel- als auch im Gruppensetting.

---

[1] Bei zertifizierten onkologischen Zentren handelt es sich um Kliniken, die z. B. als Brustkrebszentrum, Darmkrebszentrum etc. von der Deutschen Krebsgesellschaft zertifiziert sind. Für die Zertifizierung müssen bestimmte Qualitätsstandards eingehalten werden, u. a. muss ein psychoonkologisches Angebot sowohl für Erkrankte als auch für Angehörige vorgehalten werden.

Während in der medizinischen Behandlung viele Patientinnen auf „Autopilot" schalten und versuchen, diese Zeit irgendwie zu überstehen, findet in der Rehabilitation oft eine erste Auseinandersetzung mit der Erkrankung und den körperlichen, psychischen und sozialen Folgen statt.

> *„Während der Chemo- und Strahlentherapie habe ich nicht rechts und links geschaut. Ich war wie im Hamsterrad. Ich habe das alles über mich ergehen lassen und war für meine beiden kleinen Kinder da. Jetzt in der Reha wird mir zum ersten Mal bewusst, was da in den letzten Monaten eigentlich alles los war …. vorher habe ich nur irgendwie funktioniert … jetzt holt es mich ein und ich bin froh über die Gesprächsangebote."* (31-jährige Brustkrebspatientin)

Viele Betroffene nutzen diese Zeit, um wieder zu Kräften zu kommen und auch mal durchzuatmen. Erste Schritte der Krankheitsbewältigung sind möglich.

Partner haben die Möglichkeit, ihre Frauen während der Rehabilitation zu begleiten – indem sie entweder selber auch eine Rehabilitationsmaßnahme beantragen oder die Zeit im Hotel oder in der Rehabilitationsklinik verbringen.

2.4   Die medizinische Behandlung ist vorbei – Rückkehr ins „normale" Leben

Sind die medizinische Behandlung und Rehabilitation abgeschlossen, geht dies für Betroffene häufig mit neuen Ängsten einher. Denn der *Schutz der therapeutischen Institutionen*, die die Sicherheit der medizinischen Fürsorge und der Linderung der Erkrankung geben, ist nicht mehr vorhanden.

> *„Ich hatte plötzlich das Gefühl, allein zu sein. Keiner guckt mehr nach mir."* (60-jährige Krebspatientin)

Vielleicht besteht aber auch nach Beendigung der onkologischen Therapie – insbesondere bei den Partnern – die Erwartung, dass jetzt wieder alles so wird wie vorher.

> *„Jetzt wird alles wieder wie vorher – habe ich gedacht …. aber irgendwie war das nicht so."* (58-jähriger Ehemann einer Krebspatientin)

Die Frequenz der regelmäßigen Arztbesuche verringert sich, die Abstände vergrößern sich. Dies kann zu einem Verlust von subjektiver Sicherheit führen. Die Angst vor dem Wiederauftreten der Krankheit oder vor Metastasen kommt hinzu – die sog. **Progredienzangst**.

2.5 Was ist, wenn der Krebs wiederkommt? – Die sogenannte Progredienzangst

Progredienzangst ist die Angst, Sorge oder Befürchtung vor dem Fortschreiten bzw. dem Wiederauftreten einer chronischen Erkrankung (Lebel et al., 2016). Diese Angst tritt somit nicht nur bei Krebserkrankungen, sondern auch bei anderen chronischen Erkrankungen, wie z. B. Rheuma, Multipler Sklerose, Diabetes, Schmerzerkrankungen etc., auf. Die Angst vor dem Fortschreiten der Erkrankung umfasst sowohl den Verlauf der Krankheit, z. B. ein Rezidiv (erneuter Ausbruch) zu bekommen, als auch die Ängste vor psychosozialen Konsequenzen, etwa „wieder in ein schwarzes Loch zu fallen" (Waadt et al., 2011). Progredienzangst ist die stärkste und häufigste psychische Belastung chronisch Kranker. Circa 50 % der Krebserkrankten berichten eine mittlere bis hohe Progredienzangst (Simard et al., 2013). Auch Angehörige von Krebspatientinnen zeigen ein vergleichbares Ausmaß von Progredienzangst (Zimmermann et al., 2012). Die Ängste beziehen sich dabei auf folgende Bereiche:

* Angst vor Tod/Sterben,
* Angst vor der Unvorhersehbarkeit des Krankheitsverlaufs,
* Angst vor Hilflosigkeit,
* Angst davor, dahinzusiechen,
* Angst, nicht mehr für die Familie da sein zu können,
* Angst, nicht mehr arbeiten zu können,
* Angst vor Verschlechterung der familiären Beziehungen.

Die Besonderheit der Progredienzangst liegt darin, dass es sich um eine **Realfurcht** handelt. Realfurcht bedeutet, dass die Angst aus der realen Erfahrung einer schweren, potenziell lebensbedrohlichen Erkrankung und ihrer Behandlung entsteht – wie z. B. bei einer Krebserkrankung (Waadt et al., 2011). Das heißt, die Angst ist nicht irrational (= unbegründet), sie ist nicht situationsungebunden, wie z. B. bei einer Panikstörung („Angst aus heiterem Himmel"), und sie ist auch nicht frei flottierend (d. h. ein anhaltendes Gefühl von diffuser Angst, für die kein realer, konkreter Grund vorliegt). Eine Realfurcht beschreibt eine im Grunde normale, adaptive Furchtreaktion, die im Rahmen einer ernsthaften Erkrankung auftreten kann und deren Funktion darin besteht, Kraft und Motivation für Selbstfürsorge bereitzustellen (Waadt et al., 2011).

> Die Progredienzangst ist im Prinzip eine **normale Reaktion mit einer adaptiven Funktion,** indem sie hilfreiche Strategien zur Bewältigung bereitstellt. Sie kann aber auch ein dysfunktionales Ausmaß annehmen.

2.5.1 Wann ist Progredienzangst nicht mehr „normal"?

Es gibt einige Hinweise, an denen man erkennen kann, das Progredienzangst überschwellig, also „nicht mehr normal" ist. Zum Beispiel ist die Angst kaum noch an konkrete Bedrohungen durch die Krebserkrankung geknüpft. Normalerweise finden sich bestimmte **Auslöser** oder sogenannte Hinweisreize, die zum Auftreten der Progredienzangst führen: Eine Freundin berichtet einer ehemaligen Krebspatientin, dass die Nachbarin an Krebs erkrankt sei. Dies kann bei dieser dazu führen, dass eigene Ängste vor einem Rezidiv aufkommen können. Wenn die Angst allerdings auch ohne erkennbaren Auslöser auftritt und somit kaum noch an die konkrete Bedrohung durch die Krebserkrankung angeknüpft ist, ist dies ein Hinweis auf eine dysfunktionale (= nicht hilfreiche) Progredienzangst.

Ein weiterer Hinweis für eine übermäßige Progredienzangst ist, wenn das Angstgefühl zur **Stimmung** wird, d. h., die Angst ist dann keine Reaktion mehr auf eine unmittelbare Bedrohung, sondern dauerhaft, langanhaltend. Sie nimmt nur verzögert ab und tritt in ganz unterschiedlichen Situationen auf. Die Ängste werden unspezifisch, häufig kommt Depressivität hinzu.

> *„Ich mache mir immer so viele Sorgen, weiß aber gar nicht, woher diese Ängstlichkeit kommt." (57-jährige Krebspatientin)*

Nimmt die Progredienzangst ein dysfunktionales Ausmaß an, bleibt häufig die **Selbstfürsorge** aus. Das heißt, das Denken und Handeln wird unspezifisch, nicht zielgerichtet und die Lebensqualität wird nachhaltig eingeschränkt. Die Bewältigung des normalen Alltags wird stark erschwert.

„Metastasen werden nicht gesucht. Das ist auch sowas, was man immer im Hinterkopf hat. Wenn ich jetzt irgendwas habe, was mir wehtut oder ich habe einen Husten, der nicht mehr weggeht, dann wird die Lunge geröntgt und geguckt, ob da Metastasen sind. Und so ist es bei allem. Metastasen werden im Vorfeld nicht gesucht, d. h. man hat immer im Hinterkopf bildet sich da wieder was … das sind so Sachen, die sind so im Nebel, über die man nicht nachdenken will, die einen aber immer wieder einholen." (62-jährige Brustkrebspatientin)

Darüber hinaus findet sich in der Paarbeziehung auch ein wechselseitiger Zusammenhang zwischen der Angst des einen und der Angst des anderen. Die Partnerschaftszufriedenheit hat sich dabei als Schutzfaktor gegen Angst erwiesen. Das heißt Paare, die mit ihrer Partnerschaft zufrieden sind und gute gemeinsame Bewältigungsstrategien haben, zeigen geringere Progredienzängste als Paare, die unzufrieden mit ihrer Beziehung sind.

2.5.2 Wie kann man mit Progredienzangst umgehen?

Das Ziel liegt **nicht** darin, keine Angst mehr zu erleben. Sondern es geht eher darum, wie man die **Angst umbewerten und nutzen** kann. Angst ist eine wichtige Emotion, die Signale gibt und eine vermutete Bedrohung markiert, gegen die im Moment keine Abwehr- und Handlungsmöglichkeiten zur Verfügung stehen. Angst kann also auch **Kraft und Antrieb zum Handeln** sein, z. B. indem man auf die bedrohliche Situation mit dem Rückgriff auf angemessene Verhaltensweisen reagiert, etwa Vermeiden, Informationen suchen, Selbstfürsorge etc. Zum Umgang mit Progredienzangst können folgende Fragen hilfreich sein – sowohl für Patientinnen als auch für Partner (siehe Abb. 2.2):

Beim Umgang mit Progredienzangst oder Angst allgemein geht es darum, die **Selbstwahrnehmung** der Angst zu verbessern. Wo bemerke ich die Angst? Dabei sollten die körperliche, emotionale (Gefühle), kognitive (Gedanken) und verhaltensmäßige (das eigene Verhalten) Ebene berücksichtigt werden. Kann ich Auslöser für Angst identifizieren? Kann ich unterschiedliche Angst-

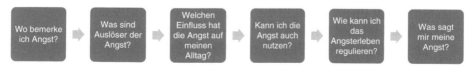

Abb. 2.2 Fragen zum Umgang mit Angst

Zum Umgang mit der Angst kann es auch hilfreich sein, sich seiner bisherigen Bewältigungsstrategien bewusst zu werden. Was habe ich in der Vergangenheit gemacht, wenn ich Angst hatte? Was hat mir geholfen? Was hat mir vielleicht auch nicht geholfen? Welche Strategien helfen mir, um die Angst zu regulieren? Gibt es jemanden, mit dem ich über meine Angst sprechen kann? Hierbei wenden Menschen ganz unterschiedliche Strategien an. Entspannungsverfahren oder Imagination können sehr hilfreich sein, ebenso wie Übungen zur Achtsamkeit.

Im Folgenden sind zwei Übungen zum Angst- und Stressabbau dargestellt:

Zwei kleine Übungen zum Angst- und Stressabbau

5-4-3-2-1 Übung (adaptiert nach Dolan, 1991)

Nehmen Sie eine angenehme Position ein und konzentrieren Sie sich auf einen Punkt im Raum, auf den Sie Ihren Blick ruhen lassen. Atmen Sie einige Male tief ein und aus. Nun sagen Sie sich laut oder in Gedanken, was Sie mit Ihren Sinnen im Moment gerade wahrnehmen:

5 Dinge, die ich sehe …

4 Dinge, die ich höre …

3 Dinge, die ich spüre …

2 Dinge, die ich rieche …

1 Ding, das ich schmecke …

Die Übung kann auch in einer Krisensituation dabei helfen, wieder den Kontakt zur gegenwärtigen Situation herzustellen und sich auf das Hier-und-Jetzt zu fokussieren.

Wohlfühl-ABC (Diegelmann et al., 2020)

- Wählen Sie einen beliebigen Buchstaben aus dem Alphabet aus, z. B. den Anfangsbuchstaben Ihres Vornamens.
- Suchen Sie zu diesem Buchstaben 3–5 Begriffe, Dinge, Tätigkeiten, Erlebnisse und so weiter, die für Sie mit Wohlbefinden verbunden sind (z. B. zu T: Tiramisu, Tanzen, Tiere, Tauchen …).
- Fahren Sie dann mit einem weiteren zufällig gewählten Buchstaben fort.

Möglicherweise fällt Ihnen auf, dass diese Aufgabe gar nicht so einfach ist. Ihr Gehirn muss sich dabei schon sehr anstrengen, aber genau das ist der Zweck. Sie aktivieren damit bewusst Teile Ihres Gehirns und wirken so beruhigend auf das Angstzentrum ein. Spätestens beim dritten oder vierten Buchstaben erleben Sie eine Reduktion Ihres Angst- oder Stressniveaus. Denn unser Gehirn ist nicht in der Lage, ein hohes Angst- und Stressniveau aufrechtzuerhalten, während es kognitive Suchprozesse ausführt. Wenn wir unser Gehirn zwingen, solche Suchprozesse durchzuführen, können wir damit unmittelbar Einfluss auf unser momentanes Angst-/Stress-System nehmen.

Imagination ist eine weitere hilfreiche Übung, um mit Angst oder Stress umzugehen. Denn wenn man sich eine Situation nur *vorstellt*, löst das die gleichen körperlichen und emotionalen Reaktionen aus wie die reale Situation.

Beispiel

Dies verdeutlicht die sog. „Zitronenimagination". Stellen Sie sich eine schöne, gelbe Zitrone vor, schneiden Sie diese in Gedanken auf, nehmen Sie den Geruch nach frischer Zitrone wahr, lecken Sie in Gedanken daran. Was geschieht?

Sie werden bemerken, dass Ihr Körper darauf mit vermehrten Speichelfluss reagiert, obwohl in Wirklichkeit gar keine Zitrone vorhanden ist (Diegelmann et al., 2020).

Auch Strategien wie sich ablenken, offene Gespräche führen, etwas Angenehmes unternehmen, sich mit Familie und Freunden austauschen, sich etwas Gutes tun, Pläne für die befürchtete Situation machen, Rituale schaffen, annehmen und aushalten, Musik, Sport und sich der Angst stellen, können hilfreich sein. Zu berücksichtigen ist allerdings: *Was für eine Person hilfreich ist, muss für eine andere Person noch lange nicht hilfreich sein.* Daher ist es wichtig, verschiedene Strategien auszuprobieren und die für sich hilfreichsten herauszufinden. Je nach Situation können auch verschiedene Strategien hilfreich sein, daher ist es günstig, ein Repertoire an verschiedenen Strategien zur Verfügung zu haben. Als Paar besteht darüber hinaus der Vorteil, dass beide Personen unterschiedliche Techniken zur Verfügung haben und sich somit gegenseitig unterstützen können. Diese Chance sollten Sie nutzen. Das funktioniert allerdings nur, wenn Sie sich regelmäßig austauschen und sich auch gegenseitig unterstützen.

Neben der Anwendung von Bewältigungsstrategien zur Angstreduktion kann es auch hilfreich sein, sich bewusst zu werden: „Was will mir die Angst eigentlich sagen?" Hierzu ist es sinnvoll, **sich seiner Angst zu stellen**. Wie kann das funktionieren? Folgenden Fragen können Sie dazu beantworten (Diegelmann et al., 2020):

- Welche Angst habe ich gerade?
- Was könnte im schlimmsten Fall passieren?
- Was wäre, wenn das Schlimmste passiert? Was mache, fühle, denke, spüre ich?
- Wie hoch ist die Wahrscheinlichkeit, dass das Schlimmste wirklich passiert (0–100 %)?
- Was wäre dann? Was würde ich machen? Was würden andere machen?

- Wie kann ich mich auf das Schlimmste vorbereiten?
- Welche Alternativen gibt es? Was könnte außer dem Schlimmsten noch passieren?
- Wie hoch ist die Wahrscheinlichkeit, dass das passiert (0–100 %)?
- Wie viel Angst möchte ich zulassen?

Diese sogenannte **Konfrontation mit den Ängsten** führt dazu, dass die verschiedenen Sorgenfantasien auch **„zu Ende gedacht"** werden. Denn in den meisten Fällen werden die Angstgedanken nicht weitergedacht, sondern wieder beiseitegeschoben. Wir versuchen nicht weiter daran zu denken. Leider gelingt dies oft nicht so gut, und die Angst kommt zurück.

> **Wichtig**
> Versuchen Sie jetzt mal NICHT an einen großen rosa Elefanten zu denken.
> Ist Ihnen das gelungen? Vermutlich nicht. Vermutlich sehen Sie den Elefanten gedanklich vor sich.

Dieses kleine Beispiel zeigt, dass es nicht gut gelingt, nicht an etwas zu denken.

Eine andere Variante im Umgang mit Angst ist **Ablenkung**. Dies kann manchmal gelingen, aber es ist nicht immer möglich, sich von Angstgedanken abzulenken. Und wenn man dann mal nicht „aufpasst", entsteht ein so genannter „Gummibandeffekt" und die Gedanken kommen mit voller Wucht zurückgeschnellt. „Nicht-daran-denken" oder sich ablenken können also kurzfristig hilfreich sein, längerfristig führen diese Strategien allerdings dazu, dass die Gedanken immer wieder kommen.

Daher ist ein sogenanntes **„zu Ende denken"** dieser Gedanken sinnvoller. Dazu sollten die Gedanken genauer unter die Lupe genommen werden. Nur so ist es möglich, die Inhalte der Gedanken genau zu analysieren und zu bewerten, ob diese realistisch oder verzerrt sind. Wenn Ihnen z. B. der Gedanke „Wird mein Kind mit seiner Mutter aufwachsen" durch den Kopf geht, können Sie sich die Frage stellen, „Ist das gerade hilfreich? Ich weiß nicht, ob meine Frau unsere Kinder aufwachsen sieht – ich hoffe es sehr, aber die Gewissheit hat kein Elternteil."

Wenn Sie Ihre Gedanken nun genauer analysieren, können Sie auch entscheiden, ob es sich **lohnt** sich **jetzt** darüber Gedanken zu machen. Nur so kann man sich damit auseinandersetzen, was im schlimmsten Fall passieren könnte, und nur so besteht die Möglichkeit, Vorsorgemaßnahmen zu treffen.

Wie kann ich z. B. das Schlimmste verhindern oder wie wahrscheinlich ist es, dass dies wirklich eintritt?

Eine weitere Frage, die Sie sich stellen können, ist „**Wie viel Raum sollen die Angstgedanken einnehmen?**" Das können Sie selbst bestimmen. Dies gelingt allerdings nur, wenn die Gedanken genau analysiert werden:

> Was denke ich? Ist das gerade hilfreich oder nicht? Wenn nicht, wie viel Zeit „erlaube" ich diesen Gedanken?

Mithilfe dieser Intervention entsteht ein Bewusstsein, etwas aktiv zu tun und nicht der Angst hilflos ausgeliefert zu sein. Eine weitere Erkenntnis aus der Auseinandersetzung mit den eigenen Gedanken kann auch sein, dass es sich lohnt, sich mehr auf das Hier und Jetzt zu konzentrieren. Viele Angstgedanken unterliegen Verzerrungen oder befassen sich mit Inhalten, die aktuell noch gar nicht anstehen oder die aktuell unbeantwortbar sind. Jeder hat einen Einfluss darauf, wie viel Zeit er oder sie mit diesen Angstgedanken verbringen möchte oder ob er oder sie sich stattdessen lieber auf den Augenblick konzentrieren und diesen – auch mit dem Partner, der Partnerin, dem Kind oder den Kindern – genießen möchte. Wichtig ist das Bewusstsein, etwas tun zu können!

Es ist nicht immer einfach, allein mit seinen Ängsten umzugehen. Gespräche mit Angehörigen oder anderen Betroffenen können dabei entlastend und hilfreich sein. Wenn die Ängste allerdings bestehen bleiben, sollte professionelle Hilfe, z. B. bei einem Psychoonkologen oder einer Psychoonkologin in Anspruch genommen werden (siehe Kap. 8, S. 88).

3

Krankheits- und Behandlungsfolgen: psychosoziale Aspekte

Inhaltsverzeichnis

Zu den häufigen psychosozialen Folgen der Krebserkrankung gehört für die Betroffenen die oft quälende Frage, wer oder was eigentlich die Erkrankung verursacht hat. Die Antwort zu kennen könnte helfen, die Kontrolle über die Krankheit zu erlangen und vielleicht den Heilprozess zu unterstützen. Dies ist nur zu einem kleinen Teil richtig, denn die Ursachen für Krebs sind vielschichtig, und eine „rückwärtsgewandte" Suche, womöglich mit Selbstvorwürfen kombiniert, ist wenig produktiv. Aber auch das Gefühl, vom sozialen Umfeld ausgegrenzt und stigmatisiert zu sein, kann Teil der psychosozialen Krankheitsfolgen sein. Stigmatisierung vollzieht sich meist verdeckt und zeigt sich in einem stillen Rückzug von Freunden, Bekannten, Angehörigen; die Ursachen dafür liegen v. a. in Unsicherheiten, wie auf eine Krebsdiagnose angemessen reagiert werden sollte. Nicht selten beruht dieses Verhalten auch auf falschen Annahmen zur Erkrankung. Eine offene Kommunikation ist hilfreich, am Ende jedoch entscheiden Sie als Patientin oder Partner selber, was Sie wem erzählen.

3.1   „Bin ich selber schuld?" – Die schwierige Suche nach den Ursachen

Eine Krebserkrankung führt die Erkrankten, aber auch die Angehörigen und insbesondere die Partner nicht selten zu der quälenden Frage, warum gerade die eigene Partnerin – und damit indirekt auch man selber – betroffen ist. „Was habe ich falsch gemacht? Bin ich selber schuld oder lag es an äußeren Problemen wie Stress in Beruf oder Familie?" Nicht selten werden vor diesem Hintergrund Annahmen zur Entstehung der Krebserkrankung entwickelt und gefestigt, die den Betroffenen eine eigene Schuld an der Erkrankung zuschreiben: Rauchen, eine ungesunde Lebensführung, Dauerbelastungen im Beruf, Partnerschafts- oder Familienprobleme sind neben seelischen Belastungen oder persönlichen Charaktermerkmalen einige der am häufigsten vermuteten Ursachen für die Onkogenese, also die Entstehung des Krebses.

> „Ich habe immer alles in mich reingefressen – kein Wunder, dass ich Krebs bekommen habe." (Brustkrebspatientin, 45 Jahre)
> „Krebs in der rechten Brust – Konflikte mit den Kindern, in der linken – mit dem Ehemann (Konfliktknoten)" (beidseitig erkrankte 53-jährige Brustkrebspatientin)

Was ist der Grund für diese Selbstzuschreibung? Die Konfrontation mit der lebensbedrohlichen Krankheit berührt den Lebenssinn und stellt sowohl auf der persönlichen als auch auf der Paarebene vieles von dem, was bislang als stabil und stützend wahrgenommen wurde, infrage. Betroffene Paare sehen sich nicht selten in einer hoch belastenden, emotionalen Ausnahmesituation. Sie fühlen sich überschwemmt von Gefühlen wie Angst, Stress, seelischer und psychischer Überforderung und erleben diese im Wechsel mit Hoffnung und Zuversicht. In dieser Situation ist der Versuch, die Kontrolle über das eigene Leben wiederzuerlangen, ein völlig normaler Prozess – ein Teil dessen ist die vermeintlich sichere Antwort auf die quälende Frage „Warum gerade ich?" oder „Was habe ich falsch gemacht?" Haben Sie sich diese Fragen auch schon gestellt? Welche Antworten haben Sie gefunden?

Auch wenn die eigene Schuldzuweisung ein schmerzliches Eingeständnis sein kann, so erfüllt sie doch auch eine wichtige Funktion: sich aktiv mit dem Krankheitsgeschehen zu beschäftigten. Sie vermittelt das Gefühl, wieder die Oberhand und die Kontrolle über die Krankheit und sich selbst zu erlangen. Das Selbstwertgefühl kann gesteigert werden und das Empfinden, der Situation völlig hilflos und ausgeliefert gegenüberzustehen, nimmt ab. Eine Zusammenfassung von Studienergebnissen belegt in diesem Zusammenhang eindrücklich, dass ein hohes Level an wahrgenommener Kontrolle ein entscheidender Faktor für eine gelungene Krankheitsbewältigung ist. Je höher das Gefühl der Kontrolle über die Krebserkrankung ist, desto weniger Angst und Depression berichten die Betroffenen und desto weniger geben sie Einschränkungen in der Rollenfunktion, z. B. in der Bewältigung familiärer oder beruflicher Aufgaben, an (Richardson et al., 2017). Es wäre somit hilfreich zu wissen, warum man an Krebs erkrankt ist. Dann könnte man im Umkehrschluss auf dieses Verhalten oder diese Faktoren Einfluss nehmen um möglichst sicherzugehen, dass man nicht wieder erkrankt! Dieser Gedanke ist absolut nachvollziehbar. Aber leider gibt es keine Garantie dafür, dass Sie, auch wenn Sie Ihr Leben komplett ändern, sich nur noch gesund ernähren, Sport treiben, keinen Stress mehr haben oder ähnliches, nicht wieder erkranken.

Bei der Entwicklung einer Krebserkrankung spielen viele Faktoren eine Rolle (siehe Abschn. 1.2, S. 11). Zum einen ist dies bei einigen Krebserkrankungen (z. B. Brustkrebs, Darmkrebs) die genetische Veranlagung – allerdings auch nur bei einem geringen Teil der Erkrankten. Hinzu kommen äußere und innere Faktoren, die eine Krebserkrankung begünstigen können: Rauchen, Alkohol, einseitige Ernährung, weitere mögliche Verhaltensrisiken (z. B. Bewegungsmangel), bestimmte Erreger von Infektionskrankheiten oder einfach der Zufall. Jedoch gibt es bei den meisten Krebserkrankungen *keinen* eindeutigen einzelnen Auslöser. Viele subjektive Vorstellungen der Patientinnen und ihrer Partner zu den Ursachen der Krebserkrankung erfüllen deshalb zwar im Zusammenhang mit der Krankheitsverarbeitung eine zunächst wichtige Funktion – nämlich die aktive Auseinandersetzung mit der neuen Situation –, sind jedoch wissenschaftlich kaum haltbar.

> Krebs ist letztendlich ein medizinischer Zustand, in den man geraten ist, und keine Strafe für eine Verfehlung oder etwas, das man falsch gemacht hat.

Auf Dauer führt diese in die Vergangenheit gerichtete Sichtweise in Kombination mit den permanenten Selbstvorwürfen vielfach zu einem Anstieg der psychischen Belastung, zur Vergeudung psychosozialer Ressourcen und möglicherweise zu negativen Folgen in Hinblick auf den weiteren Therapieverlauf durch schwindende Hoffnungen und rückläufige Therapietreue. Selbst wenn Betroffene, seien es Patientinnen oder ihre Partner, – scheinbar – eine eindeutige seelische, körperliche oder umweltbezogene Ursache der Krebserkrankung herausfinden sollten, wäre die Situation nicht abänderbar und die

Kenntnis der Ursache würde auf lange Sicht nicht weiterhelfen oder möglicherweise auch zu weiteren Problemen führen. Nehmen wir beispielsweise eine Patientin, die meint, dass Stress den Krebs ausgelöst hat und zukünftig jeglichen Stress vermeiden will, damit sie nicht wieder erkrankt. Ist dies wirklich möglich? Was passiert, wenn sie doch unter Stress gerät? Diese Schuldzuweisung und die daraus abgeleiteten neuen Verhaltensweisen („Ich darf nie wieder Stress haben" oder „Ich muss immer positiv denken") können dann eher zu einer Zunahme an Problemen führen und zu noch mehr Schuldgefühlen, wenn es z. B. mal nicht geklappt hat.

Wichtig ist, diese lähmenden und unproduktiven Selbstbeschuldigungen zu überwinden und sich den Folgen der neuen Lebenssituation einschließlich der anstehenden medizinischen und ggf. psychosozialen Versorgung aktiv zu öffnen. Dies aber nicht verstanden im Sinne eines verordneten „positiven Denkens". Die Krebsexpertin Jimmie Holland vom Memorial Sloan-Kettering Cancer Center in New York formulierte es so:

„Glauben Sie nicht, dass Sie die ganze Zeit gut gelaunt sein müssen und dass Niedergeschlagenheit und Sorgen Ihr Leben verkürzen."

Eine zuversichtliche, nach vorn gerichtete Einstellung kann einen gesunden Lebensstil fördern und es ermöglichen, die eigenen Schuldzuweisungen zu überwinden, indem alte Verhaltensweisen (z. B. Rauchen) aufgegeben werden und versucht wird, Alternativen zu erschließen und andere Wege zu gehen. Dies kann die Lebensqualität und -zufriedenheit deutlich verbessern. Eine 100%ige Garantie, nie wieder an Krebs zu erkranken, haben wir nie.

Wenn Sie sich jetzt erneut die Frage nach der „Schuld" oder dem „Warum" stellen? Zu welchen Schlüssen kommen Sie jetzt? Besprechen Sie diese Fragen auch gemeinsam als Paar.

Übersicht

Eine dauerhafte rückwärtsgewandte Suche nach der Schuld oder dem Sinn der Krebserkrankung verstärkt psychische Belastungen, nährt Selbstzweifel und ist wenig produktiv. Patientinnen und ihre Partner sollten versuchen, an die neue Lebenssituation im Hier und Jetzt sowie zukunftsbezogen heranzugehen und hierbei eine aktive, gestaltende Rolle einzunehmen (z. B. „Was kann ich trotz der Erkrankung tun?" oder „Was kann ich jetzt endlich machen?").

3.2 Krebs als besondere Erkrankung – Tabus, Mythen, Stigmatisierung

Um die Krankheit Krebs ranken sich nicht erst seit heute zahlreiche Mythen und Legenden. Das mag daran liegen, dass die Krankheit immer noch in vielen Bereichen, z. B. hinsichtlich der Ursachen ihrer Entstehung, kaum erforscht ist. Vielfach besteht auch die Annahme, sie sei unheilbar und verlaufe immer tödlich. Krebs gilt als tückische und unberechenbare Krankheit, sowohl was ihr meist plötzliches Auftreten als auch den Krankheitsverlauf und die Krankheitsfolgen betrifft. Dabei haben sich z. B. die Heilungschancen von Krebs in den letzten Jahrzehnten massiv verbessert. Bis in die 1980er-Jahre starben mehr als zwei Drittel der Patienten und Patientinnen an Krebs. Heute ist eine dauerhafte Heilung bei über 50 % der Betroffenen möglich (siehe Abschn. 1.4, S. 12). Aber dennoch begleiten die Entstehung von Krebs viele offene Fragen, das „Image" dieser Krankheit ist eher schlecht und ihr Eintreten wird von den Betroffenen nicht selten als stigmatisierend und diskriminierend erlebt.

> *„Als ich nach meiner Operation zu Besuch bei Bekannten war, gab es das Essen von Papptellern, aus Angst, ich könnte die anderen anstecken." (55-jährige Krebspatientin)*
> *„Nach meiner Brustkrebsdiagnose ist mein Mann aus dem gemeinsamen Schlafzimmer ausgezogen." (62-jährige Krebspatientin)*

Stigmatisierung im Allgemeinen beschreibt die mehr oder weniger umfassende soziale Abwertung von Menschen, die von bestimmten Erkrankungen oder Einschränkungen betroffen sind oder durch eine andere „unerwünschte" Andersartigkeit charakterisiert sind. Erkrankt eine Person an Krebs, gerät der Prozess der Stigmatisierung in vielen Fällen unmittelbar in Gang. Dies hat vor allem zwei Gründe. So sind (1.) die Ursachen einer Krebserkrankung im Regelfall unklar (siehe Abschn. 3.1, S. 35) und eröffnen somit ein großes Erklärungsvakuum und viel Raum für Spekulationen über die „Sinnhaftigkeit" der Krebsentstehung. Individuelle Schuldzuweisungen („Sie war ja Raucherin.") und Ideologisierung („Krebspersönlichkeit", z. B. gehemmt, antriebsgemindert, nicht nein-sagen-können) führen schließlich dazu, allein den Erkrankten im Sinne eines „Normabweichlers" für sein Schicksal verantwortlich zu machen. Dabei kann unterschieden werden zwischen

- den Krebserkrankungen, die in hohem Maß als vermeintlich „selbstver-
schuldet" gelten (z. B. Lungenkrebs durch Rauchen) und in starkem Maß
stigmatisiert sind und
- Krebserkrankungen, die als eher zufällig und „nicht selbst verschuldet" gelten, mit einer deutlich geringeren Stigmatisierung.

Eine wichtige Rolle spielt (2.) auch die äußerliche Sichtbarkeit der Erkrankung. Wahrscheinlicher ist Stigmatisierung bei nach außen erkennbaren
Folgen der Krebserkrankung, z. B. bei körperlicher Versehrtheit, Haarverlust,
offenbaren Leistungseinschränkungen oder Veränderungen des Körperbildes.
Nicht selten ist Stigmatisierung mit sehr bizarren Theorien und Erklärungs-
versuchen verknüpft, welche die Krebserkrankung als die Strafe Gottes aus-
legen, als Folge schuldhafter Familienverstrickungen oder als Konsequenz
moralischer Verfehlungen und – psychischer oder körperlicher – Laster.

> **Übersicht**
>
> Die **soziale Ausgrenzung und Stigmatisierung** ist vor allem bei vermeintlich
> „selbst verschuldeten" Krebsdiagnosen (z. B. Lungenkrebs) zu beobachten sowie
> bei sichtbarer äußerer Versehrtheit (z. B. Haarverlust, Amputation, Ent-
> stellungen). Die hierbei entstehenden Emotionen (z. B. Ekel, Scham, Ärger, Wut)
> und Verhaltensweisen (z. B. Rückzug, Abwenden, Vermeiden, Beschuldigen) soll-
> ten als Teil des Anpassungsprozesses an die Erkrankung akzeptiert und offen
> angesprochen werden.

Nicht zu unterschätzen sind die unangenehmen Empfindungen, welche
die Diagnose Krebs bei der Erkrankten selbst, aber auch bei ihrem Partner
auslösen können, wie z. B. Ekel vor der an Krebs erkrankten Ehefrau oder die
Nichtakzeptanz des (teilweisen) Verlustes ihrer Weiblichkeit („Ich will eine
Frau mit zwei Brüsten."). Möglicherweise, und dies ist häufig zu beobachten,
erinnert die Krebsdiagnose der Partnerin ihren Mann an die Endlichkeit des
eigenen Lebens und kann so (unerträgliche) Fragen nach dem Sinn des eigenen Tuns aufwerfen. Auch die erkrankten Frauen erleben möglicherweise negative Gefühle, ekeln oder schämen sich wegen der Veränderungen ihrer
körperlichen Erscheinung und meiden dann jeglichen Körperkontakt mit
dem Partner (siehe Kap. 6, S. 78).

Diese Empfindungen, Verhaltensweisen und aufkommenden Belastungen
der Frau und des Partners müssen ernst genommen werden. Sie können sich
zu hilfloser Verzweiflung und Aggression entwickeln, im schlimmsten Fall
gegen sich selbst oder gegen den anderen. Dies ist zu verstehen als Teil des
Verarbeitungsprozesses und sollte offen im Familienkreis bzw. gemeinsam als

Paar angesprochen werden. Vor allem in Situationen zunehmender Pflege-
bedürftigkeit und Abhängigkeit der Partnerin können sich Belastungen und
negative Emotionen bei den Partnern anstauen („Wie kann sie mich hier alleine lassen!"), die der Partner nicht mehr ohne Unterstützung und professionelle Hilfe bewältigen kann.

Ein weiterer krebsbezogener Mythos: Viele Menschen denken noch, Krebs
sei eine ansteckende Krankheit. Dies ist jedoch absolut nicht der Fall. Beim
Gebärmutterhalskrebs etwa spielen zwar Viren eine Rolle, jedoch ist auch
diese Krebsart nicht einfach durch Ansteckung übertragbar.

Hinweise gibt es darauf, dass sich die Stigmatisierung von Krebspatientinnen
zunehmend indirekt und eher verdeckt vollzieht. Patientinnen berichten
davon, dass sie weniger offen und weniger eindeutig angefeindet werden, sondern vielmehr das Gefühl haben, sehr subtil ausgegrenzt zu werden: weniger
Anrufe, weniger Einladungen, weniger Besuche. Sie beschreiben einen schlei-
chenden, stillen Rückzug des sozialen oder auch familiären Umfeldes, welcher
nicht nur die erkrankte Frau, sondern auch den Partner und ggf. die Kinder
betreffen kann.

*Eine Patientin schilderte die Situation, sie hätte erfahren, dass ihre Freundinnen,
mit denen sie häufiger verlängerte Wochenenden verbracht hatte, einen Kurztrip
nach Hamburg unternommen hatten – ohne sie zu fragen. Als sie eine Freundin
daraufhin ansprach, druckste diese nur herum und meinte „aja, du hast ja Krebs
und dann ist das doch zu anstrengend für dich …". Die Patientin war sehr ent-
täuscht, da sie diese Entscheidung gerne selber getroffen hätte und gerne gefragt wor-
den wäre, statt im Vorfeld ausgeschlossen zu werden. (47-jährige Krebspatientin)*

Eine mögliche Erklärung für den stillen Rückzug des sozialen Umfeldes ist,
dass die Mitmenschen oder auch die Partner sich im Umgang mit Krebspatientinnen oft überfordert fühlen, weil sie glauben, hierfür keine Gesprächs-
kompetenz und ausreichend Erfahrung zu haben. Sie verhalten sich dann
überzogen taktvoll, z. T. aus Angst, das Falsche zu tun, z. T., um nicht selber
in negative Emotionen hineingezogen zu werden („Was ist, wenn ich plötzlich
in Tränen ausbreche?"). Jedoch ist es für die Erkrankten ungemein hilfreich,
über ihre Gefühle zu sprechen – und selbstverständlich auch über andere Themen, allein daraus erfahren sie Unterstützung, Hilfe und Zuspruch. Eine Ta-
buisierung hingegen macht Krebspatientinnen zu Außenseiterinnen. Allerdings können es Erkrankte ihrem Umfeld auch „leichter" machen, indem sie
offen über ihre Erkrankung sprechen. Wenn die erkrankte Frau die Initiative
ergreift und von ihrer Krebserkrankung und der Behandlung berichtet, empfindet das Umfeld häufig eine deutliche Entlastung und Erleichterung und es

fällt dann viel leichter, über das Thema „Krebs" zu sprechen. Die eigenen Unsicherheiten (soll ich es ansprechen, wann wäre ein guter Zeitpunkt usw.) werden dadurch abgebaut.

„Als ich mich das erste Mal wieder mit meinen Freundinnen zum Kaffee getroffen habe, war die Stimmung irgendwie komisch. Alle wirkten so aufgesetzt und die Stimmung war künstlich. Ich hatte auch das Gefühl, ständig beobachtet zu werden. Ich habe dann einfach die Initiative ergriffen und gesagt: ‚Also Mädels, ihr wisst ja, ich hatte Brustkrebs, die Chemo ist jetzt vorbei, jetzt kommt noch die Strahlentherapie. Was wollt ihr wissen?'. Dann haben alle was gesagt oder gefragt und dann war die Stimmung auch wieder normal und wir konnten in Ruhe Kaffee trinken." *(65-jährige Brustkrebspatientin)*

Wie gehen Krebspatientinnen und Angehörige mit Stigmatisierung und Ausgrenzung um? Um die Folgen der Stigmatisierung zu managen und zu bewältigen, gibt es unterschiedliche Strategien. Betroffene versuchen, den Krebs und seine Folgen zu verharmlosen oder zu verschleiern, um das Bild, das sie nach außen abgeben, zu beschönigen. Hierzu gehört z. B. die Taktik des „Übergangs zur Tagesordnung" bei Krebspatientinnen, als sei alles nur „halb so schlimm". Angehörige wiederum vermeiden, das Thema nach außen anzusprechen oder bagatellisieren das gesamte Krankheitsgeschehen. Krebspatientinnen können in gewissen Grenzen die „Entdeckung" der Erkrankung durch Außenstehende verhindern und kontrollieren, leben aber in ständiger Gefahr, enttarnt und stigmatisiert zu werden. Nicht selten führen sie eine Art Doppelleben mit Eingeweihten – oft den Partnern – auf der einen Seite und Unwissenden auf der anderen. Aber auch Kontaktvermeidung und sozialer Rückzug sowie die Aufgabe eigener Lebensziele können Verhaltensmuster sein.

Schließlich ist auch das Aufgehen in alternativen Lebensformen (z. B. etwas völlig Neues beginnen, „Aussteiger") eine mögliche Reaktion, um sich dem Druck der Stigmatisierung zu entziehen. Im schlimmsten Fall identifizieren sich die Patientinnen mit dem negativen Image („Selbststigmatisierung"), die seelischen Folgen der wahrgenommenen Stigmatisierung können dann belastender sein als die der Krebserkrankung. Dabei ist gerade der Austausch mit anderen ungemein hilfreich. Gespräche mit Freunden, in Selbsthilfegruppen – auch anonym – und mit dem Psychoonkologen oder der Psychoonkologin sind einige Beispiele dafür, wo Patientinnen und Partner über die eigene Situation und Belastung sprechen und damit etwas für sich selber (und die Partnerschaft) tun können. Letztendlich sollte aber jede Betroffene und jeder Partner für sich entscheiden, wie offen sie bzw. er mit der Erkrankung umgehen möchte und wem aus ihrem Umfeld (z. B. Freunde, Nachbarn, entfernte Familie, Arbeitskollegen) sie was erzählen möchten – oder auch nicht.

3.3 Krebs als Stressor für Angehörige

Angehörige von Krebspatientinnen erleben ein vergleichbares Ausmaß an psychosozialer Belastung wie die Erkrankten selbst (Mehnert & Koranyi, 2018). Das heißt, auch sie nehmen Kontrollverlust, Insuffizienzgefühle (Leistungseinbrüche), Wut oder Schuldgefühle, Ängstlichkeit und Depressivität wahr und haben ein erhöhtes Risiko für körperliche Erkrankungen. Die Versorgung einer erkrankten Partnerin kann mit neuen Anforderungen an die Organisation und Gestaltung des Alltags einhergehen. Im Fokus steht die Gewährung emotionaler Unterstützung (für die Partnerin da sein) und praktischer Hilfe (etwas für die Partnerin tun), und vielleicht müssen Sie in Ihrer Rolle als gesunder Partner sich auch neue Fertigkeiten und Kompetenzen in Bereichen aneignen, für die bislang Ihre Partnerin zuständig war (siehe Kap. 5, S. 61).

Dies alles kann zu einem Ungleichgewicht innerhalb der Paarbeziehung führen, denn die Organisation und Aufrechterhaltung des Alltags und vieler Aufgaben im Zusammenhang mit der Krankheit der Partnerin obliegt zumindest für eine Zeitlang zum allergrößten Teil dem gesunden Partner. Für Sie als Partner bedeutet dies u. U. eine enorme psychische Anpassungsleistung und große Herausforderung. Hinzu kommt, die möglichen Veränderungen durch die Erkrankung bei der eigenen Frau wahrzunehmen, zu akzeptieren, in die Beziehung zu integrieren und zu lernen, damit umzugehen. Das kann auch bedeuten, dass eigene Lebenspläne oder -ziele aktuell oder auch gar nicht mehr zu realisieren sind.

Darüber hinaus befinden sich die Partner oft in einem Spannungsfeld zwischen den Erwartungen der Erkrankten, des sozialen Umfelds und auch des Behandlungsteams auf der einen Seite und den eigenen Belastungen, Ohnmachts- und Hilflosigkeitsgefühlen auf der anderen Seite. Partner erleben vielfach die Aufforderung, für die Kranke da zu sein, sich liebevoll um sie zu kümmern und alles zu tun, damit es ihr wieder besser geht. Allerdings leiden Partner auch, machen sich Sorgen, fühlen sich überfordert und hilflos, sind konfrontiert mit vielfältigen negativen und ambivalenten Gefühlen, die sich auch zu einer psychischen Dauerbelastung verfestigen können. Die Wahrnehmung dieser Probleme und die Unterstützung seitens des sozialen Umfeldes oder des medizinischen Personals sind meist nicht optimal, der Fokus liegt auf der Patientin. Wichtig zu wissen ist, dass auch Sie als Angehöriger die

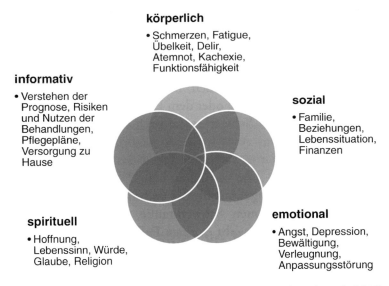

körperlich
- Schmerzen, Fatigue, Übelkeit, Delir, Atemnot, Kachexie, Funktionsfähigkeit

informativ
- Verstehen der Prognose, Risiken und Nutzen der Behandlungen, Pflegepläne, Versorgung zu Hause

sozial
- Familie, Beziehungen, Lebenssituation, Finanzen

spirituell
- Hoffnung, Lebenssinn, Würde, Glaube, Religion

emotional
- Angst, Depression, Bewältigung, Verleugnung, Anpassungsstörung

Abb. 4.1 Ebenen der palliativen Versorgung (adaptiert nach Hui et al., 2018)

4.2 Stadien der Palliativversorgung

1. **Rehabilitation**: Patientinnen leiden an einer unheilbaren Krankheit, die zum Tod führen wird. Behandelt werden bestimmte Symptome, aber auch die Grunderkrankung (z. B. durch eine palliative Chemo-, Strahlen- oder Immuntherapie). Das Ziel liegt nicht in der Heilung der Patientin, sondern in der Lebensverlängerung, der Steigerung der Lebensqualität und einer guten Kontrolle der belastenden Symptome. Diese Phase kann sich über Monate bis Jahre erstrecken.

2. **Präterminale Phase**: Die Grunderkrankung ist weiter fortgeschritten, so dass die damit verbundenen Symptome im Vordergrund stehen. Die Grunderkrankung wird in der Regel nicht mehr behandelt, sondern die beeinträchtigenden Symptome. Das Ziel liegt nicht mehr in der Lebensverlängerung, sondern in der Verbesserung oder Aufrechterhaltung der Lebensqualität und der Kontrolle belastender Symptome. Diese Phase kann Tage bis Wochen dauern.

3. **Terminale Phase**: Die Krankheit ist weit fortgeschritten und das Versterben ist in den nächsten Tagen wahrscheinlich. Die Behandlung von Symptomen wie Atemnot, Verweigerung der Nahrungsaufnahme, Schwäche, Unruhe und Angst steht im Vordergrund. Prophylaktische Maßnahmen sollten eingestellt werden, um die Patientin nicht weiter zu belasten. Das Ziel liegt in der Steigerung der Lebensqualität und der Kontrolle der belastenden Symptome. Diese Phase kann Stunden bis Tage dauern.

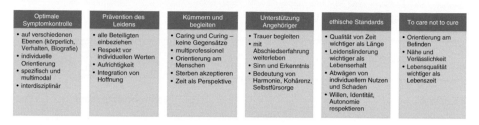

Optimale Symptomkontrolle	Prävention des Leidens	Kümmern und begleiten	Unterstützung Angehöriger	ethische Standards	To care not to cure
• auf verschiedenen Ebenen (körperlich, Verhalten, Biografie) • individuelle Orientierung • spezifisch und multimodal • interdisziplinär	• alle Beteiligten einbeziehen • Respekt vor individuellen Werten • Aufrichtigkeit • Integration von Hoffnung	• Caring und Curing – keine Gegensätze • multiprofessionel • Orientierung am Menschen • Sterben akzeptieren • Zeit als Perspektive	• Trauer begleiten • mit Abschiedserfahrung weiterleben • Sinn und Erkenntnis • Bedeutung von Harmonie, Kohärenz, Selbstfürsorge	• Qualität von Zeit wichtiger als Länge • Leidenslinderung wichtiger als Lebenserhalt • Abwägen von individuellem Nutzen und Schaden • Willen, Identität, Autonomie respektieren	• Orientierung am Befinden • Nähe und Verlässlichkeit • Lebensqualität wichtiger als Lebenszeit

Abb. 4.2 Aufgaben der Palliativmedizin

4. **Sterbephase**: Der Tod ist innerhalb der nächsten Stunden zu erwarten. Die Behandlung der Symptome wie Angst, Unruhe, Atemnot etc. steht im Vordergrund. Auch eine Sedierung kann, insbesondere bei großen Ängsten der Patientin, sinnvoll sein. Diese Phase kann Minuten bis Stunden dauern.

Die Aussage „Sie sind in der palliativen Phase" heißt somit nicht zwangsläufig, dass die Patientinnen sich bereits in der Sterbephase befinden und der Tod unmittelbar bevorsteht. Palliativ bedeutet auch effektive Kommunikation und reflektiertes Entscheiden.

Folgende Grundfragen sind in der Palliativversorgung wichtig:

• In welcher Phase befindet sich die Patientin? Dabei sollte auch die biografische Lebensphase berücksichtigt werden.
• Was ist der Wille der Patientin?
• Was können Angehörige und Fachpersonal tun?
• Was sollten Angehörige und Fachpersonal nicht tun?

Palliativmedizin soll demnach eine Lebenshilfe für sterbende Menschen sein. Dazu gehören eine optimale Symptomkontrolle, Prävention des Leidens, Kümmern und Begleiten, die Unterstützung Angehöriger, Berücksichtigung ethischer Standards, eine effektive Kommunikation, ein reflektiertes Entscheiden sowie Transparenz. Das Ziel ist „to care not to cure" (siehe Abb. 4.2):

4.3 Mythen der Palliativversorgung

Wie auch in anderen Bereichen im Rahmen von Krebserkrankung gibt es auch im Bereich der Palliativversorgung eine Reihe von Mythen. Drei dieser Mythen sollen hier genauer dargestellt werden.

Frühere (veraltete) palliative Versorgung

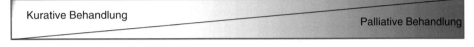

| Kurative Behandlung | | Palliative Behandlung |

Diagnose   keine Heilung mehr   Tod

Neue (frühzeitige) palliative Versorgung

| Kurative Behandlung | | |
| Palliative Behandlung | | |

Diagnose   Tod

Abb. 4.3   Versorgung in der Palliativmedizin

1. In der Palliativversorgung geht es nur um das Sterben.
2. Palliativversorgung ist demoralisierend (= entmutigend).
3. In der Palliativversorgung wird hauptsächlich gesprochen.

Mythos 1: „In der Palliativversorgung geht es nur um das Sterben"
In den letzten Jahren hat ein deutlicher Paradigmenwechsel in der Palliativversorgung stattgefunden (siehe Abb. 4.3). War es früher so, dass die palliative
Versorgung erst dann eingeschaltet wurde, wenn eine lebensverlängernde oder
kurative Behandlung nicht mehr möglich war, also alle medizinischen Maßnahmen ausgeschöpft waren, so ist es heute so, dass schon während der kura-
tiven und lebensverlängernden Maßnahmen auch palliative Maßnahmen zur
Symptomkontrolle und Verbesserung der Lebensqualität angewendet werden.
In diesem integrativen Modell können sowohl lebensverlängernde Behandlungen als auch palliative Versorgung gemeinsam stattfinden (wie oben
bei der Darstellung der Stadien der Palliativversorgung gezeigt).

Mythos 2: „Palliativversorgung ist demoralisierend"

*„Ich möchte lieber nicht auf die Palliativstation, dann habe ich doch keine Chance
mehr und sterbe sowieso bald. Dort bekomme ich keine ausreichende Behandlung
mehr." (63-jährige Krebspatientin)*

Einige Patientinnen haben die Sorge, dass mit einem Aufenthalt auf der
Palliativstation oder im Rahmen der palliativen Versorgung keine medizinische Behandlung mehr erfolgt und sie dann eher sterben. Das stimmt nicht.

Aktuelle Studien, die palliative Versorgung mit onkologischer Standardversorgung verglichen haben, konnten zeigen, dass die palliative Versorgung mit einer Verbesserung der Lebensqualität einhergeht – die noch höher wird, wenn die palliative Versorgung früher eintritt. Temel und Kollegen (2010) konnten darüber hinaus zeigen, dass frühe palliative Maßnahmen nicht nur die Lebensqualität verbesserten und weniger Depressionen auftraten als in der Vergleichsgruppe, sondern auch ein längeres Überleben der Betroffenen zur Folge hatten. Hinsichtlich der Symptomkontrolle finden sich sowohl für die onkologische Standardversorgung als auch für die palliative Versorgung vergleichbare Ergebnisse. Die Sorge, dass der Tod auf einer Palliativstation schneller eintritt als auf einer onkologischen Station, konnte *nicht* bestätigt werden. In den meisten Studien gab es keine Unterschiede zwischen Standardversorgung und Palliativstation, in einigen Studien war das Überleben auf den Palliativstationen sogar länger als auf den Standardstationen. Vorteile der Palliativstation fanden sich auch für die Kommunikation mit den Angehörigen (Hui et al., 2018).

Somit ist die palliative Versorgung alles andere als demoralisierend oder entmutigend. Sie geht einher mit einer Verbesserung der Lebensqualität, einer Reduktion der Depressionsrate, besserer Symptomkontrolle, höherer Zufriedenheit der Angehörigen und möglicherweise sogar einem längeren Überleben.

Mythos 3: „In der Palliativversorgung wird hauptsächlich gesprochen"
Dieses Vorurteil geht davon aus, dass in der Palliativversorgung keine medizinische Behandlung mehr stattfindet. Auch dies ist aufgrund der Professionalisierung und der Expertise in ganz unterschiedlichen Bereichen nicht korrekt. Wichtige Aspekte der palliativen Versorgung beinhalten das Symptommanagement, die psychosoziale und spirituelle Versorgung, die Unterstützung der Angehörigen, die Arzt-Patient-Kommunikation, die Möglichkeit, komplexe Entscheidungen zu treffen und die so genannte End-of-life-Versorgung (Hui et al., 2018). Insbesondere am Lebensende müssen auch Entscheidungen getroffen werden, ob bestimmte Behandlungen wie z. B. eine Chemotherapie noch sinnvoll sind. Diese Therapien haben keinen „heilenden" Ansatz mehr, sondern dienen der Symptomlinderung. Allerdings gehen sie auch mit einer Reihe von Nebenwirkungen einher, so dass ein Abwägen zwischen Kosten und Nutzen sehr sinnvoll ist. Nicht immer fällt es Beteiligten leicht, die medizinische Behandlung für „beendet" zu erklären. Dennoch sollte in dieser Phase darauf geachtet werden, dass unnötige Behandlungen, die häufig zu Lasten der Lebensqualität gehen, verhindert werden.

4.4   Belastungen am Lebensende

Die häufigsten Sorgen am Lebensende sind die Sorgen, Schmerz oder Leid zu erleben, Sorgen um die Angehörigen nach dem eigenen Tod, aber auch Sorgen, eine Belastung für andere zu sein, keine Zukunft mehr zu haben, nicht genügend Zeit zur Verfügung zu haben und nicht zu wissen, was genau am Lebensende passiert (Vehling & Kissane, 2018). Auch Angehörige haben Sorgen, die sie häufig nicht mit den Erkrankten teilen wollen oder können.

> *„Was mache ich, wenn du stirbst? Das wollte ich nicht laut sagen." (51-jähriger Ehemann einer Krebspatientin)*

Ein häufiges Problem ist die sogenannte, auf das eigene Sterben bezogene Demoralisierung. Dieses Demoralisierungssyndrom zeigt sich folgendermaßen: Die Betroffenen erleben Gefühle wie Hoffnungslosigkeit, Verlust von Sinngebung und Lebensaufgaben. Das Denken ist geprägt von Pessimismus, Hilflosigkeit, persönlichem Versagen, Fehlen einer erstrebenswerten Zukunft und dem Gefühl, gefangen zu sein. Oft fehlen der Antrieb und die Motivation, die Situation anders zu bewältigen. Betroffene ziehen sich zurück, isolieren sich sozial, entfremden sich oder haben auch keine Unterstützung (Trachsel & Maercker, 2016).

> *„Mein erster Gedanke war: Jetzt falle ich allen zur Last. Das kann ich keinem zumuten. Es hat doch alles keinen Sinn mehr." (67-jährige Krebspatientin)*

Im Zusammenhang mit Depressionen, aber auch davon unabhängig, kann das Phänomen des **Bedauerns** auftreten. Dabei handelt es sich um eine Reaktion auf eigenes früheres und unterlassenes Verhalten. Es kann sein, dass bestimmtes Verhalten rückblickend als Fehler eingeschätzt wird.

> *„Rückblickend bereue ich, dass wir nie in Urlaub gefahren sind – auch mit den Kindern. Irgendwie war dazu nie Zeit oder Geld da … aber das wäre schon schön gewesen." (68-jähriger Mann einer Krebspatientin)*

Dinge, die Sterbende am häufigsten bereuen, befassen sich mit der Arbeit („zu viel gearbeitet zu haben"), dem eigenen Leben („das eigene Leben nicht gelebt zu haben"), Gefühlen („eigene Gefühle nicht ausgedrückt zu haben"), Freunden („Kontakt zu Freunden nicht aufrecht erhalten zu haben") und Glück („sich nicht erlaubt zu haben, glücklicher zu sein") (Ware, 2013).

Bedauern ist ähnlich zu Schuldgefühlen. Die emotionalen Reaktionen können aber viel stärker sein. Wenn es zu intensivem Bedauern kommt, das viele Lebensbereiche umfasst, ist dies ein Belastungsfaktor für Sterbende, der auch mit einer Verbitterung einhergehen kann und eine akzeptierende Haltung der Situation verhindert.

Im Rahmen des Sterbeprozesses werden immer wieder Ängste beschrieben, dazu gehört auch die Todesangst (Angst bzw. Furcht vor dem Sterben). Diese Angst kann sich sowohl auf die Angst vor dem tatsächlichen Tod beziehen oder im weiteren Sinne auch auf die Angst vor einem langen Leiden, vor Schmerzen und Alleinsein oder auch darauf, von anderen aufgegeben zu werden. Auch die Sorge, eine Belastung für Angehörige zu sein und die Besorgnis um die Zurückbleibenden können dazu gehören. Die Todesangst bezieht sich meistens auf den letzten Lebensabschnitt vor dem Tod.

Neben der Todesangst gibt es auch **situative** Ängste. Dabei handelt es sich um Ängste, die auf bestimmte Situationen gerichtet sind, z. B. Angst vor Chemotherapie, Operationen, körperlicher Entstellung oder Verlust von Lebensqualität. Auch Ängste vor körperlichen Belastungen im Sterbeprozess wie Schmerzen, Atemnot, Übelkeit, Erbrechen etc. können auftreten. Hier ist zu berücksichtigen, dass bestimmte Ängste auch durch körperliche Faktoren ausgelöst werden können, z. B. durch metabolische Störungen (Hyperkaliämie, Hypoglykämie), durch organische Veränderungen (Metastasen) oder bestimmte Medikamente (Opioide, Antiemetika, Kortikoide).

Zu den **existenziellen Ängsten** gehören die Angst vor dem nicht mehr da sein (Endlichkeit des Lebens), vor dem Vergessen werden oder dem Unwichtig sein (Trachsel & Maercker, 2016). Gedanken an das Ende des Selbst können Panikattacken auslösen, sodass Gedanken an den Tod häufig vermieden und auch in der Gesellschaft eher tabuisiert werden.

Viele Menschen sorgen sich vor Schmerzen am Lebensende. Schmerz und das Empfinden von Schmerzintensität sind vorrangig subjektive Erfahrungen. Schmerz ist dabei ein ganzheitliches Phänomen, welches von Cicely Saunders als *Total Pain* beschrieben wurde (Saunders & Baines, 1989). Total Pain versteht Schmerz nicht nur als das Erleben einer körperlichen Funktionsstörung, sondern als ein komplexes Leiden, zu dem auch der Verlust des „normalen" Lebens, des Lebenssinns, aber auch die Angst vor dem Tod und Sterben gehören. Mit Fortschreiten der Erkrankung nimmt auch die Häufigkeit von Schmerzen zu. Allerdings können 90 % der Schmerzen durch eine professionelle Schmerztherapie auf ein aushaltbares Maß reduziert werden (Müller-Busch, 2012). Schmerz scheint nicht das am stärksten beeinträchtigende Symptom am Lebensende zu sein, sondern eher Schwäche, Erschöpfung und Fatigue.

Unter Fatigue versteht man einen Zustand der Kraftlosigkeit und Schwäche, der weit über normale Müdigkeit hinausgeht. Durch Schlaf oder Ruhe lässt sich diese Erschöpfung nicht beheben. Für viele Patientinnen ist diese Schwäche oder Erschöpfung das am stärksten belastende Symptom. Allerdings ist es auch etwas, das zum Sterbeprozess dazugehört und somit eine natürliche Funktion darstellt. Auch wenn es keine adäquate medikamentöse Behandlung der Fatigue gibt, können häufige und regelmäßige Pausen, dosierte körperliche Aktivitäten, Entspannungstechniken und Stressreduktion hilfreich zur vorübergehenden Linderung sein. Oftmals entsteht eine Belastung auch aus der Diskrepanz zwischen den eigenen Erwartungen und der tatsächlichen Realität. Hier können Gespräche helfen, um zu erkennen und zu akzeptieren, dass es in der Sterbephase normal ist, nicht mehr so viel leisten zu können (Trachsel & Maercker, 2016).

Neben Schmerzen wird insbesondere am Lebensende die **Atemnot** als bedrohlich empfunden (siehe Abb. 4.4) und kann nicht nur bei den Erkrankten, sondern auch bei den Angehörigen mit starken Ängsten einhergehen.

„Meine größte Angst ist, es qualvoll zu ersticken" (42-jährige Brustkrebspatientin)

Atemnot ist ein subjektiv gefühlter Zustand, zu wenig Luft zu bekommen, und somit nicht objektiv messbar. Zu berücksichtigen ist zudem, dass Angst zu Atemnot führen kann und somit auch ein Teufelskreis entstehen kann (siehe Abb. 4.4). Bei dem Erleben von Angst kommt es im Körper zu physio-

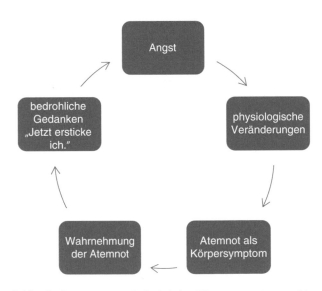

Abb. 4.4 Teufelskreis der Angst am Beispiel des Körpersymptoms „Atemnot"

logischen Veränderungen. Der Körper bereitet sich auf die Angstreaktion vor, die genetisch vorprogrammiert ist und Kampf oder Flucht beinhaltet. Dazu kommt es zu körperlichen Veränderungen, die z. B. auch Atemnot als Symptom haben können. Diese Atemnot wird jetzt von der Patientin wahrgenommen. Da sich die Patientin nun aber nicht in einem Kampf- oder Fluchtzustand befindet (hier wäre Atemnot durch Kampf oder durch schnelles Laufen ein normales Symptom), wird dieses Symptom gedanklich als bedrohlich bewertet im Sinne von „Ich werde ersticken." Dieser Gedanke löst nun weitere Angst aus, sodass sich der Teufelskreis fortsetzt und es zu weiteren Körpersymptomen (z. B. Druckgefühl auf der Brust) kommt, welche nun wiederum zu weiteren bedrohlichen Gedanken führen („Es wird immer schlimmer.") und die Angst weiter steigert.

Zur Behandlung der Atemnot hat sich eine Kombination aus medikamentöser und nicht medikamentöser Behandlung als wirkungsvoll erwiesen. Zum einen muss der Teufelskreis durchbrochen werden, da sich Angst und Atemnot gegenseitig verstärken. Zum anderen können bei leichter bis mittlerer Atemnot auch Ruhe, Pausen, bestimmte Körperhaltungen (z. B. Kutschersitz, bei dem man leicht nach vorn gebeugt sitzt, so als würde man eine Kutsche steuern) sowie bestimmte Atemtechniken (z. B. die Lippenbremse, Einatmen in den Bauch oder gemeinsames Atmen mit dem Partner) eingesetzt werden. Medikamentös sind Opioide das wirksamste Mittel. Sie dämpfen das Atemzentrum und verringern somit das subjektive Gefühl von Atemnot. Zudem haben sie auch eine sedierende und angstlösende Wirkung (Trachsel & Maercker, 2016).

„Jetzt iss' doch mal was oder trink einen Schluck." Wenn Patientinnen keinen Appetit mehr haben und die Nahrungsaufnahme verweigern, neigen Angehörige dazu, die Patientin zu einer weiteren Nahrungsaufnahme anzuregen. Die Veränderung des **Ess- und Trinkverhaltens** ist ein wichtiges Kriterium für einen nahenden Tod. Die biologische Funktion der Nahrung wird, je näher der Tod rückt, immer unwichtiger. Häufig kommt es durch die Appetitlosigkeit zu einer Abmagerung, einem Gewichts- und Kraftverlust, der sog. Kachexie. Angehörige fühlen sich in dieser Situation oft hilflos und wollen alles tun, damit die Sterbenden noch etwas essen oder trinken können. In der Sterbephase genügen meistens ganz kleine Mengen an Flüssigkeit oder Nahrung, um das Gefühl von Durst und Hunger zu stillen. Das Hungergefühl verschwindet in dieser Phase. Patientinnen, die kein Hunger- oder Durstgefühl mehr haben, werden nicht verhungern oder verdursten. Künstlich Flüssigkeit oder Nahrung in der letzten Sterbephase zu geben, ist meistens nicht sinnvoll. Oft reicht zum Stillen des Durstgefühls das Befeuchten der Mundschleimhaut.

4.5   Was ist hilfreich am Lebensende?

„Eigentlich weiß ich, dass ich sterben werde, aber vielleicht schaffe ich es ja doch noch." (58-jährige Krebspatientin)

Menschen am Lebensende sind in der Lage, zwei eigentlich widersprüchliche psychologische Zustände aufrechtzuerhalten: einerseits die Vorstellung des nahen Todes und andererseits das Gefühl von Hoffnung und Lebenssinn. Das heißt Menschen sind in der Lage, das Wissen um den bevorstehenden Tod zu tolerieren, ohne die Wahrnehmung von Lebenssinn oder den Willen zu leben aufzugeben.

Für Angehörige kann sich dies etwas anders darstellen. Sie sind häufig mit Gefühlen der Hoffnungslosigkeit, Angst und Verzweiflung konfrontiert. Möglicherweise entsteht auch eine Art Aktivismus nach dem Motto „Es muss doch etwas getan werden." Dies kann auch vom Behandlungsteam kommen und dann zu inadäquaten und riskanten Maßnahmen führen, die für die Patientin eher belastend und weniger hilfreich sind.

„Es gibt Zeiten, in denen es im Interesse der Gesundheit liegt, zu sterben. Es ist nicht gesund, das Sterben hinauszuziehen." Cicely Saunders (ca. 1967)

Zwischenmenschliche Beziehungen spielen eine wichtige Rolle im Sterbeprozess. Menschen mit wenigen Beziehungen oder problembehafteten Beziehungen erleben mehr Belastungen oder Nöte im Sterbeprozess (Trachsel & Maercker, 2016). Somit kann eine Unterstützung durch den Partner für die Patientin, die sich im Sterbeprozess befindet, sehr bedeutsam und hilfreich sein. Dies kann auch für den Angehörigen, neben der Belastung, eine bereichernde Erfahrung sein.

„Ich hatte zwar nur eine kurze Zeit mit meiner Frau, aber diese Zeit war sehr intensiv und dafür bin ich sehr dankbar." (35-jähriger Mann einer verstorbenen Patientin)

4.5.1   Was ist ein „guter" Tod?

Wenn man über diese Frage nachdenkt, kommen in vielen Fällen folgende Punkte:

- frei von Schmerzen,
- Würde und Autonomie bewahren,
- Zuwendung und Liebe erhalten.

Würde ist ein Zustand, in dem man sich von anderen geachtet fühlt und auch Selbstachtung hat. Bei Krebserkrankungen kann es häufig zu entwürdigenden Zuständen kommen, bei denen auch ein Gefühl von Scham auftritt oder das Gefühl, nur als Objekt wahrgenommen zu werden. Autonomie ist gleichzusetzen mit Selbstbestimmung und versteht die Fähigkeit einer Person, ihren Willen zu äußern und in Übereinstimmung mit ihren Werten und Überzeugungen zu leben. Wenn an einer Patientin Handlungen vollzogen werden, ohne ihre Meinung und Zustimmung zu erfragen oder sie mitwirken zu lassen, wird die Autonomie verletzt. Am Lebensende spielt das Autonomiegefühl im Zusammenhang mit Entscheidungen zur Behandlung, zur Pflege und zur Sterbeerleichterung eine Rolle. Sollen noch weitere Therapiemaßnahmen eingeleitet werden? Auch das Schmerzmanagement spielt eine wichtige Rolle. Beim Gefühl um Zugehörigkeit geht es um den Wunsch nach Beziehungsaufnahme, Nähe und Vertrautheit. Zuwendung und Liebe kann dabei sowohl verbal als auch nonverbal übermittelt werden.

„Ich bin meiner Frau sehr dankbar für das Vertrauen. Zum Ende hin haben ihre Mutter und ich uns abgewechselt und an ihrem Bett gewacht. Sie hat sich von ihrer ganz verletzlichen Seite gezeigt. Ich durfte sie auch waschen. Das war ein ganz intimer Moment mit großem Vertrauen." (Ehemann einer Patientin)

4.5.2 Belastungen der Angehörigen

Auch für Angehörige ist es – genauso wie für die Patientin oder das Fachpersonal – schwer, den Zeitpunkt zu erkennen, an dem keine Heilung mehr möglich ist. Dies kann zu Wunschdenken führen oder die Hoffnung nähren, dass es noch weitere Behandlungsoptionen geben müsste.

„Wenn es nach mir ginge, würde ich jetzt gar nichts mehr machen … alles tut mir weh und ich möchte nicht, dass noch irgendetwas in mich hineingestochen wird … jetzt lasse ich diese Untersuchung noch machen … für meinen Mann … Ich will ja alles versucht haben." (42-jährige Patientin mit metastasiertem Brustkrebs)

Für Angehörige gibt es eine ganze Reihe von herausfordernden Situationen und Themen am Lebensende, wie z. B. die Auseinandersetzung mit dem Rückzug und der Depressivität der Patientin. Dies kann sich u. a. darin äußern, dass die Kommunikation mit der Frau zum Stillstand gerät, sie ihre Augen geschlossen hält oder man ihrem „Entschwinden" (hilflos) zusehen muß. Auch zu beobachten, wie die Partnerin körperlich abbaut und irgendwann nur noch wenig oder keine Nahrung mehr zu sich nehmen kann oder möchte, kann belastend sein. Häufig müssen in dieser Phase durch die Angehörigen wichtige Entscheidungen getroffen werden, die entweder aufgrund der Wünsche der Patientin oder auch eigenverantwortlich im Sinne der Patientin oder durch äußere Umstände erforderlich sind. Dies kann erschwert werden durch familiäre oder Rollenkonflikte. Professionelle Unterstützung als Angehöriger in Anspruch zu nehmen, kann hier wichtig und entlastend sein. Neben den Sorgen und Ängsten um die Patientin, finden sich oft auch eigene Ängste vor Einsamkeit nach dem Tod und Gefühle des „Zurückbleibens". Es kann sich eine sog. „antizipierte oder vorweggenommene Trauer" einstellen. Damit ist eine Trauer gemeint, die auftritt, wenn ein Angehöriger auf einen bevorstehenden Verlust emotional reagiert.

Angehörige nehmen auch in der letzten Lebensphase eine ganz wichtige Rolle mit verschiedenen Funktionen ein: zum einen sind sie primär für die Pflege und Betreuung der Patientin zuständig, zum anderen sind sie selbst belastet und auch auf professionelle Unterstützung angewiesen. Oft kommt es vor, dass Angehörige sich bis zur totalen Erschöpfung aufopfern und nicht mehr auf die eigenen Bedürfnisse achten. Sicherlich sind in dieser Phase die eigenen Belange eher zweitrangig. Allerdings heißt, sich um die Partnerin zu kümmern auch nicht, dass man rund um die Uhr zur Verfügung stehen muss. Es braucht auch mal Pausen zur Erholung oder zum Ausgleich. Um sich diese Freiräume zu schaffen, sollten Sie Unterstützung von anderen – der Familie, Freunden – und auch professionelle Unterstützung in Anspruch nehmen.

4.5.3   Wie kann man über Tod und Sterben sprechen?

Oft ist es nicht einfach, über Themen wie Tod und Sterben zu sprechen. Allerdings zeigte sich in Studien, dass Personen, mit denen Gespräche über Ängste, Therapieziele und Prognosen geführt wurden, einen ruhigeren und weniger von Ängsten oder anderen Symptomen belasteten Sterbeverlauf hatten als Personen, mit denen keine Gespräche über Tod und Sterben geführt wurden (Block, 2001). Dennoch ist es nach wie vor sehr schwierig, über diese existenziellen Themen zu sprechen.

Wenn eine Patientin realisiert, dass der Tod bevorsteht, werden manchmal Dinge und Aufgaben deutlich, die die Betroffenen noch erledigen möchten (Trachsel & Maercker, 2016):

- Wo möchte ich sterben?
- Welche Menschen möchte ich dann bei mir haben, wen möchte ich vorher noch sehen, um mich zu verabschieden?
- Wem möchte ich etwas aufschreiben oder sagen?
- Wie und wo möchte ich beerdigt werden?

Somit besteht auch die Möglichkeit, sich auf den Tod gewissermaßen „vorzubereiten". Tatsächlich wird das Erleben des Sterbens angstfreier, wenn man sich vorher schon einmal mit dem Thema Tod und Sterben beschäftigt hat. Auch für die Angehörigen kann der Verlust besser zu bewältigen sein, wenn es vorher eine Möglichkeit des Abschiednehmens gab. Wenn es schwerfällt, direkt mit dem Partner über den eigenen Tod zu sprechen, kann auch das Hinterlassen eines Abschieds- oder Dankesbriefes eine Möglichkeit sein.

„Meine Frau hat mir einen Brief hinterlassen. In diesem Brief hat sie genau festgelegt, wer was bekommen soll. Also welchen Schmuck, welche Kleidung, welche Bücher … sie hat auch ihren Freundinnen Briefe geschrieben und sie gebeten, die Dinge dann bei mir abzuholen. Das hat mich unheimlich entlastet. Alleine hätte ich gar nicht gewusst, wie ich das machen soll." (66-jähriger Mann einer verstorbenen Krebspatientin)

In einem Dankbarkeitsbrief können Sie beschreiben, welche stärkenden Begegnungen Sie am Lebensende erinnern oder wofür Sie sich bei bestimmten Menschen bedanken möchten oder was Sie noch mitteilen möchten (Diegelmann et al., 2020). Sich in achtsamer und wohlwollender Weise mit dem Thema Tod und Sterben zu befassen, kann hilfreich für ein angstfreies Sterben sein.

> Stellen Sie sich vor, Sie erleben JETZT die letzte Stunde Ihres Lebens: Was würden Sie dann tun? Mit wem würden Sie diese letzte Stunde verbringen wollen? (Diegelmann et al., 2020)

4.5.4 Rückblick auf das eigene Leben

Wenn Gespräche über Tod und Sterben möglich sind, kann am Lebensende auch ein Rückblick auf das eigene oder auch gemeinsame Leben hilfreich sein. Bestimmte Lebensphasen oder Erfahrungen können erinnert werden. Dabei kann es um unterschiedliche Bereiche gehen wie Kindheit, Jugend, Erwachsenenalter, aber auch um die Integration, also eine Zusammenfassung und Bewertung des Lebens, ein Rückblick auf wichtige Lebensereignisse, glückliche und unglückliche Momente etc.

Übersicht

Fragen, die man sich stellen kann, um auf sein Leben zurückzublicken (modifiziert nach Ando et al., 2010; Diegelmann et al., 2020):

- Was ist das Wichtigste in meinem Leben und warum?
- Was sind die lebhaftesten oder prägendsten Erinnerungen in meinem Leben?
- Welches Ereignis oder welche Person prägten mich am meisten?
- Was ist die wichtigste Rolle, die ich in meinem habe?
- Was war der stolzeste Moment in meinem Leben?
- Gibt es etwas, das meine Familie über mich wissen sollte?
- Gibt es Dinge, die ich ihnen erzählen will oder die sie in Erinnerung behalten sollen?
- Welche Ratschläge oder Worte der Orientierung habe ich für die wichtigen Menschen in meinem Leben oder für die jüngere Generation?
- Was möchte ich, was von mir erinnert wird, wenn es mich mal nicht mehr gibt?
- Welche guten Zeiten in meinem Leben erinnere ich jetzt?
- Was kann ich besonders gut?
- Wann habe ich mich besonders lebendig gefühlt in meinem Leben?
- Was erlebe ich als persönliche Grenzen in meiner täglichen Arbeit/meinem Alltag?
- Wem würde ich gerne einen Dankbarkeitsbrief schreiben?
- Welche Personen haben mich in meinem bisherigen Leben inspiriert?
- Was schiebe ich immer wieder auf in meinem Leben?
- Welchen Traum möchte ich mir noch erfüllen?
- Worauf bin ich stolz in meinem privaten und beruflichen Leben?
- Wann hat es mir geholfen, ein Problem mal aus einer anderen Perspektive zu sehen?
- Welche Ereignisse emotional bewegender Momente, Erfahrungen, die unter die Haut gehen, erinnere ich spontan – sowohl positive wie auch negative Erfahrungen?
- Wann fühle ich mich rundum zufrieden?

Auch für Partner kann es hilfreich sein, sich auf den Tod der Partnerin „vorzubereiten". Folgende Fragen können dabei nützlich sein:

Übersicht

Perspektiven für Angehörige für den Umgang mit dem Verlust der Partnerin (modifiziert nach Diegelmann et al., 2020)

- Was möchte ich meiner Frau noch sagen und warum?
- Welche Fragen möchte ich meiner Frau noch stellen?
- Was mache ich ohne meine Frau?
- Wer kann mir in der ersten Zeit helfen oder mich unterstützen?
- Was wird mir besonders schwerfallen?
- Was traue ich mir zu?
- In welchen Bereichen wird mir meine Frau besonders fehlen?
- Welche Potenziale könnten sich nach dem Verlust eröffnen?
- Was kann ich heute tun, um mich auf den Verlust vorzubereiten?

Ist ein gemeinsames Gespräch zwischen der Patientin und ihrem Partner über den Tod möglich, eröffnen sich dadurch – insbesondere für die Angehörigen – möglicherweise hilfreiche Aspekte, die auch über den Tod der Frau hinaus nützlich sein können.

„Während meine Frau und ich darüber gesprochen haben, war das Thema für mich unvorstellbar … aber jetzt einige Zeit nach ihrem Tod bin ich froh, dass meine Frau mir gesagt hat, dass ich eine neue Partnerin finden soll und auch eine Familie gründen soll. Ich habe sozusagen ihren „Segen" dafür." (35-jähriger Mann einer verstorbenen Patientin)

Auch wenn es nicht einfach ist, über Themen wie Tod und Sterben zu sprechen, können diese Gespräche erleichtern und auch Ängste vor dem Sterben und der Zeit danach abbauen. Manchmal traut man sich auch nicht, das Thema anzusprechen, weil man denkt, den anderen würde es zu sehr belasten. Allerdings hat man den anderen gar nicht gefragt, ob das auch so ist. Daher: Trauen Sie sich und sprechen Sie gemeinsam darüber.

5

Auswirkungen der Erkrankung auf die Partnerschaft und das soziale Umfeld

Die Krebserkrankung wirkt sich in vielfacher Weise auf die Partnerschaft, die Familie und das soziale Netzwerk aus. Sie greift in wesentliche Lebensabläufe und -planungen ein, in die Erziehungskompetenz (wenn etwa noch Kinder im Haushalt leben) oder das Freizeitverhalten, den Beruf und nicht zuletzt in die unmittelbare Interaktion des betroffenen Paares. Hilfreich ist es, bestimmte Risiko- oder Schutzfaktoren zu kennen, um problematische Situationen in der Interaktion oder Paarbeziehung zu vermeiden, abzufedern und adäquat auf sie zu reagieren. Achten Sie auf Ihre Gefühle und kommunizieren Sie die wahrgenommenen Belastungen und Ängste, aber auch eigene Wünsche und Bedürfnisse! Offene Gespräche zwischen Ihnen und der Partnerin

T. Zimmermann, J. Ernst, *Meine Frau hat Krebs*, https://doi.org/10.1007/978-3-662-63504-9_5

helfen, Missverständnisse – etwa hinsichtlich der Gefühlslage oder der körperlichen und seelischen Belastbarkeit und Leistungsfähigkeit – zu vermeiden. Diese unterstützen die gemeinsame Krankheitsbewältigung.

5.1   Krebs als „Wir-Erkrankung" – Krebs ist immer eine Familienangelegenheit

Krebs betrifft nie nur die erkrankte Person allein, sondern immer auch Angehörige, Freunde oder das nahe und erweiterte soziale Umfeld – aber in erster Linie natürlich den Partner bzw. die Partnerschaft. In Deutschland leben geschätzt mehr als eine halbe Million Männer, deren Partnerin an Krebs erkrankt ist. Diese Männer sind in vielen Fällen die wichtigste Stütze für die erkrankte Partnerin, sind aber ebenso emotional belastet und erleben Stresssituationen mit hohem Überforderungspotenzial, Leidensdruck und Ohnmacht im Umgang mit der Situation. Diese Doppelrolle macht die Partner aus Sicht des renommierten Familienforschers Douglas Rait (1992) zu **Patienten zweiter Ordnung**, also zu Menschen, die selbst auch Bedürfnisse und Wünsche nach wirksamer Hilfe, (professioneller) Unterstützung und Orientierung haben. Allerdings wird diese Belastung der Partner im Rahmen der medizinischen und psychosozialen Versorgung der Patientin häufig nicht beachtet, da der Fokus auf der Erkrankten liegt. Auch im privaten Umfeld wird häufiger die Frage „Wie geht es deiner Frau?" gestellt als die Frage „Wie geht es dir eigentlich mit der Erkrankung deiner Frau?". Die Unterstützung der Partner bleibt also sowohl durch das professionelle Team und als auch das private Umfeld häufig unbefriedigend.

Eine Krebserkrankung wirkt sich auf folgende Bereiche aus: *Beeinträchtigung wesentlicher Lebensabläufe und -routinen.* Das kann eine Veränderung der beruflichen Situation und Pläne zur Folge haben, aber auch den Alltag zu einer Herausforderung werden lassen. Job, Haushalt und die Krankheit unter einen Hut zu bekommen, ist eine große Belastung. Sind minderjährige Kinder zu versorgen, kann die Krankheit und die Gesamtsituation auch zu einer Verschlechterung der elterlichen *Erziehungskompetenz* führen (siehe Abschn. 5.3, S. 66). Das *Freizeitverhalten* ändert sich. Dazu gehört häufig die Aufgabe von lieb gewonnenen Freizeitaktivitäten, ein sozialer Rückzug bis hin zu sozialer Isolation. Der Umgang mit Freunden kann enttäuschend oder belastend sein. Man kann sich unverstanden fühlen oder muss vielleicht sogar die Freunde beruhigen oder trösten, weil sie so betroffen sind und sich mit der schwierigen Lage überfordert sehen.

„Da trennt sich die Spreu vom Weizen" (58-jähriger Mann einer Krebspatientin)

Die **familiären Interaktionen** verändern sich. Gerade bei Angst ist eine Kommunikation häufig schwierig und es fällt schwer, die richtigen Worte zu finden – insbesondere dann, wenn man den anderen nicht belasten möchte. Hinzukommen Themen, die per se schwer sind, wie Tod und Sterben (siehe Kap. 4, S. 44). **Emotionale und finanzielle Belastungen** können auftreten. Die Angst um die Frau, die Angst vor dem Tod, die eigene Kraftlosigkeit und Verzweiflung, die quälende Frage „Schafft sie das?" oder „Was mache ich, wenn sie stirbt?", sind belastend für viele Partner. Das alles kann sich, vor allem bei lang anhaltenden Krisensituationen, auch negativ auf die Zufriedenheit mit der Beziehung auswirken.

Dabei sind Ausmaß und die Dauer möglicher partnerschaftlicher Belastungen infolge der Krebserkrankung von zahlreichen krankheitsbezogenen und persönlichen Faktoren abhängig, deren Einfluss ineinandergreift und nicht immer klar und eindeutig zu bestimmen ist. *Belastungsverstärkend* sind mit hoher Wahrscheinlichkeit krisenhafte und schwere Krankheitsverläufe, bereits bestehende Beziehungsprobleme zwischen Patientin und Partner, ein wenig tragfähiges soziales Netz oder bestehende Vorerkrankungen. Das bedeutet aber auch, dass ein Teil der betroffenen Familien die Probleme und Herausforderungen weitestgehend selbstständig und ohne größere familiäre oder paarbezogene Verwerfungen und Konfrontationen bewältigt. Innerhalb einer Partnerschaft kann es sowohl Schutz- als auch Risikofaktoren für problematische Folgen einer Krebserkrankung geben:

Schutzfaktoren:
- Zufriedenheit mit der Partnerschaft,
- subjektiv empfundene Belastung eher gering,
- gute soziale Unterstützung,
- frühes Krankheitsstadium mit guter Prognose,
- geringe Symptomlast der Erkrankung (z. B. Leistungseinbrüche, verändertes Körperbild).

Risikofaktoren:
- psychische Vorerkrankung,
- Konflikte innerhalb der Beziehung,
- weit fortgeschrittene Erkrankung und palliative Situation, hohe Symptomlast,
- negative Sicht auf die Erkrankung und die Auswirkung auf das eigene Leben,
- fehlendes oder wenig unterstützendes soziales Netz.

5.2   Veränderungen in der Paarbeziehung – und wie sollte der Partner reagieren?

Die Krebsdiagnose und im weiteren Verlauf die Folgen der Erkrankung und Behandlung bedeuten für die Partnerschaft einen massiven Einschnitt in alle Bereiche des bisherigen Lebens. Neben vielfältigen Einschränkungen und Veränderungen innerhalb der täglichen Routine kann es zum gleichzeitigen Aufeinandertreffen von finanziellen, emotionalen, körperlichen und ggf. auch zu beruflichen Problemen und Belastungen kommen. Folgende psychosoziale Belastungsbereiche lassen sich ableiten:

- **Medizinische Stressoren**: damit ist alles gemeint, was mit der Erkrankung und Behandlung zusammenhängt, wie Nebenwirkungen, Funktionseinschränkungen etc. In einer Partnerschaft müssen möglicherweise auch gemeinsame Entscheidungen getroffen werden, die nicht immer einfach sind. Eine Frau, die aus Angst vor den Nebenwirkungen keine Chemotherapie machen lassen will, und ihr Mann, der aus Angst vor dem Tod seiner Frau unbedingt will, dass sie eine Chemotherapie macht – dies ist ein Dilemma. Darüber hinaus haben die Nebenwirkungen oder Funktionseinschränkungen auch Einfluss auf partnerschaftlich bedeutsame Bereiche, wie z. B. die Sexualität (siehe Kap. 6, S. 78).
- **Soziale Stressoren**: Beziehungen und Freundschaften können belastet werden oder sich verändern. Aktivitäten werden reduziert bis hin zu einem sozialen Rückzug oder einer Isolation. Die Rollen verschieben sich in einer Partnerschaft – nicht selten kommt es zu einer Rollenumkehr. Die gesamte Lebensplanung wird beeinträchtigt und infrage gestellt. Eine Herausforderung kann auch der Umgang mit dem sozialen Umfeld sein (Wem sage ich was? Wie reagiere ich auf Nachfragen? Wie gehe ich mit Enttäuschungen um?).
- **Emotionale Stressoren**: Dazu gehören Gefühle wie Sorgen, Ängste, Trauer, Depressivität, Hilf- und Hoffnungslosigkeit, Ärger, Wut, Frustration, Progredienzangst, Kontrollverlust, aber auch Selbstwert- und/oder Probleme mit dem Körper. In einer Partnerschaft herrscht oft bei den Partnern eine Unsicherheit hinsichtlich der „richtigen" partnerschaftlichen Unterstützung. Hinzu kommen möglicherweise Selbstzweifel durch die Veränderungen in der körperlichen Erscheinung und möglicherweise auch Scham und/oder Ekelgefühle, die auf beiden Seiten – also bei der Frau und beim Mann – auftreten können.

- **Existenzielle Stressoren:** Hierzu zählen neben Sorgen um die Finanzen oder die berufliche Zukunft auch existenzielle Fragen nach dem Sinn des Lebens, der Beschäftigung mit möglichem Leid oder Tod (siehe Kap. 4, S. 44) und den oft sehr quälenden „Warum ich/wir?" - Fragen (siehe Abschn. 3.1, S. 35). Es kann zu einer Sprachlosigkeit über Themen wie Tod und Sterben, aber auch zu Schuldvorwürfen in der Partnerschaft kommen.

Paare erleben nicht selten ein Auf und Ab von Gefühlen und Belastungen, von Momenten tiefer Verzweiflung und Momenten voller Hoffnung. Aufgaben und Rollen in der Partnerschaft und/oder Familie müssen oft völlig neu geregelt und verteilt werden – wer kann noch für was verantwortlich sein? Die Aufgabenzuweisung wird dann häufig – zugunsten der erkrankten Partnerin – ungleich organisiert. Das bedeutet für den gesunden Partner, dass Verpflichtungen und Abhängigkeiten zunehmen, der Alltag von der Situation und den Belangen der erkrankten Frau dominiert wird und die eigenen Bedürfnisse, Hobbys und Interessen (dauerhaft) zurückgestellt werden müssen. Das ist vor allem dann schwierig umzusetzen, wenn der Partner noch erwerbstätig ist oder Kinder zu versorgen sind (siehe Abschn. 5.3, S. 66). Die Asymmetrie in der Partnerschaft, d. h. die Übernahme der meisten – wenn nicht sogar sämtlicher – Aufgaben und Pflichten durch den gesunden Partner zugunsten der erkrankten Partnerin erzeugt ein Ungleichgewicht, das sich auf Dauer in einer Partnerschaft zu einem großen Problem entwickeln kann.

„Eigentlich hatten wir es eher klassisch geregelt. Ich gehe Vollzeit arbeiten und meine Frau kümmert sich um die Kinder und den Haushalt. Jetzt ist meine Frau krank, häufig im Krankenhaus oder zu erschöpft – und ich habe neben dem Vollzeitjob auch noch die Versorgung der Kinder und den Haushalt zu erledigen." (33-jähriger Ehemann einer Krebspatientin)

Die Partner stehen nicht selten unter einem andauernden hohen sozialen Erwartungsdruck zur uneingeschränkten Leistungsbereitschaft. Eigene Belastungen, Sorgen und Bedürfnisse treten hinter denen der Patientin zurück, werden zweitrangig oder bedeutungslos. In vielen Fällen steigt bei den erkrankten Frauen die Erwartungshaltung gegenüber ihrem Partner: „Sei für mich da!", „Trage das Leid mit mir!"

„Meine Frau kann nicht verstehen, dass ich an dem Abend zur Weihnachtsfeier gegangen bin – anstatt sie nochmal im Krankenhaus zu besuchen. Ich war doch morgens schon da und jetzt wollte ich einfach mal was Normales machen und nicht an den Krebs denken müssen." (35-jähriger Partner)

„Wir standen an der Kasse im Supermarkt und plötzlich fragt meine Tochter ‚Sag mal Mama, wie ist denn das, wenn du jetzt eine Chemo bekommst?' Da war ich jetzt gar nicht drauf vorbereitet und wollte in der Schlange im Supermarkt auch nicht darüber sprechen." *(41-jährige Krebspatientin)*

Wie informiere ich mein Kind über die Krebserkrankung

- Seien Sie offen und ehrlich und berichten Sie Ihrem Kind von der Erkrankung und den Veränderungen, die damit einhergehen.
- Sie müssen Ihr Kind nicht über jedes Detail aufklären, aber das, was Sie sagen, sollte wahr sein.
- Verwenden Sie Worte, die das Kind versteht. Scheuen Sie sich nicht davor, den Begriff „Krebs" zu verwenden. Für Kinder ist das Wort Krebs oft nicht so bedrohlich wie für uns Erwachsene.
- Sagen Sie dem Kind, dass es keine Schuld an der Erkrankung hat und auch nichts dafür tun kann, dass Mama wieder gesund wird.
- Sie können für die Erklärungen auch Bücher, Bilder oder Modelle verwenden, um es für die Kinder anschaulicher zu machen.
- Je konkreter Sie dem Kind die Situation erklären, desto besser wird es diese auch verstehen.
- Seien Sie vorsichtig mit Versprechen wie „Alles wird wieder gut", verwenden Sie lieber Sätze wie „Ich wünsche mir sehr, dass alles wieder gut wird. Die Ärzte und ich tun alles, was wir können."
- Erklären Sie Ihrem Kind, was die Krankheit für den Alltag des Kindes bedeutet. Ergeben sich Veränderungen? Worauf muss sich Ihr Kind einstellen? Sind Dinge nicht mehr so möglich wie vorher? Kann Ihr Kind trotzdem noch seinen Hobbies etc. nachgehen oder gibt es da Veränderungen?

Oftmals haben Eltern in so einer Phase weniger Zeit für ihr Kind. Daher ist es sinnvoll, die *emotionale Verfügbarkeit* zu erhöhen. Unter emotionaler Verfügbarkeit versteht man:

- Zuneigung zeigen, z. B. durch Kuscheln, Schmusen oder Toben,
- wertvolle Zeit mit dem Kind verbringen und
- mit dem Kind reden.

Wertvolle Zeit bedeutet, eine kurze Zeitspanne kindgerechter Aktivität, bei der Sie mit voller Aufmerksamkeit beim Kind sind. Das können auch nur 2–3 Minuten sein. Die sind für Kinder oft viel wertvoller, da sie die volle Aufmerksamkeit des Elternteils haben, und auch für Eltern durchführbar – auch wenn die körperliche oder psychische Belastung durch die Erkrankung hoch ist.

Mit diesen Maßnahmen könnten familiäre Adaptionsprozesse und damit verbundene mögliche krisenhafte oder kritische Auswirkungen längerfristig im Blick behalten werden. Trauen Sie sich und suchen Sie das Gespräch mit Ihrem Kind!

5.4 „Gut gemeint" ist nur gut gemeint – „Schonhaltung" und „Verpflichtung auf Normalität" in der Kommunikation

„Ich merkte schon, dass mein Mann sich veränderte und oft traurig schaute oder gereizter war. Aber jedes Mal, wenn ich ihn darauf ansprach, wich er aus und wechselte das Thema." (61-jährige Krebspatientin)

In manchen Paarbeziehungen wird in der Kommunikation mit der erkrankten Partnerin ein Verschweigen und Verheimlichen von eigenen negativen und auch positiven Gefühlen praktiziert mit dem Ziel, die Partnerin möglichst nicht weiter zu belasten, Konflikte zu vermeiden und – im Falle von positiven Gefühlen – nicht den Eindruck zu erwecken, es ginge Ihnen trotz der Krankheit Ihrer Partnerin gut. Diese „Schonhaltung" gegenüber der Erkrankten hilft meistens nicht weiter, denn Ihre Gefühle verschwinden nicht von selbst und werden Ihr Verhalten unbewusst beeinflussen und Ihre Kommunikation womöglich unklarer machen. In den meisten Fällen nimmt Ihre Partnerin wahr, dass irgendwas mit Ihnen nicht stimmt oder anderes ist als gewöhnlich.

Teilen Sie Ihrer Partnerin Ihre eigenen Gedanken, Gefühle und Bedürfnisse mit. Suchen Sie das offene Gespräch mit Ihrer Partnerin, wenn sich hierfür ein geeigneter Rahmen ergibt, und sprechen Sie ganz konkret über die eigene Befindlichkeit, über Ihre Wünsche und Ziele. Dies wird auch Ihrer Partnerin guttun, wenn sie spürt, dass sie mit ihren Sorgen und Ängsten nicht alleine ist.

„Mein Mann kam von der Arbeit nach Hause und wirkte irgendwie bedrückt. Als ich ihn fragte, was denn sei, meinte er, es sei alles in Ordnung. Ich habe aber gespürt, dass das nicht so war. Also habe ich weiter gebohrt und dann hat er mir von seinem Stress bei der Arbeit erzählt. Wir haben dann gemeinsam darüber gesprochen und auch eine Lösung gefunden. Das hat sich für mich so gut angefühlt. Endlich konnte ich auch mal hilfreich sein und es ging nicht immer nur um mich oder meine Krankheit." (55-jährige Krebspatientin)

Für viele Frauen kann es auch verunsichernd oder irritierend sein, wenn ihre Männer „so tun, als wenn nichts wäre" und einfach so weitermachen wie bisher.

„Wenn ich über meine Erkrankung sprechen wollte, wechselte mein Mann immer das Thema. Irgendwann habe ich gedacht: Meine Krankheit interessiert ihn gar nicht … vielleicht interessiere ich ihn auch gar nicht mehr … vielleicht liebt er mich gar nicht mehr … vielleicht will er gar nicht mehr mit mir zusammen sein." (58-jährige Krebspatientin)

In diesem Beispiel wird das Problem recht deutlich. Der Partner versteckt seine Ängste und Sorgen vor seiner Frau und versucht eher, sie aufzumuntern oder auf andere Gedanken zu bringen. Der Versuch dieser „Aufmerksamkeitsverschiebung" ist aus seiner Sicht eine adaptive, hilfreiche Taktik. Die Frau interpretiert dieses – eigentlich gut gemeinte – Verhalten ihres Mannes allerdings als Desinteresse und stellt sogar seine Zuneigung und auch die gesamte Paarbeziehung infrage. Somit kann aus diesem Schonverhalten oder der „falschen" Rücksichtnahme ein Problem und eine zusätzliche Belastung für die Partnerschaft erwachsen.

Nutzen Sie daher das **gemeinsame Gespräch** und tauschen Sie sich über Ihre Gedanken und Gefühle aus. Oft lassen sich in einem Gespräch leichter gemeinsame Lösungen finden, und Sie sind anschließend beide auf einem gemeinsamen Informationsstand, was hilft, Blockaden und Missverständnisse zu vermeiden.

Stellen Sie sich im Vorfeld eines Gesprächs die folgenden Fragen:

* Welche Belastungen nehme ich wahr bei mir und bei meiner Frau und wie stark sind diese?
* Welche Grenzen erkenne ich, was überfordert mich?
* Welche eigenen Bedürfnisse und Wünsche sind mir wichtig?

Die vermeintliche Schonung Ihrer Partnerin hingegen – auch wenn dies gut gemeint ist – kann von dieser schnell als *überfürsorgliche Entmündigung* und neue *Konfliktquelle* wahrgenommen werden. Langfristig ist eine Überlastung Ihrer Ressourcen wahrscheinlich, und in Ihrer Beziehung behindert dies die Aufrechterhaltung eines solidarischen, hilfreichen und emotional stabilisierenden Klimas.

Auf der anderen Seite gibt es Partner, die bald nach Überwinden der akuten Krankheitsphase versuchen, durch einen unverzüglichen „Übergang zur Tagesordnung" in möglichst vielen Lebensbereichen die Krebserkrankung in der Familie mit all ihren Folgen ungeschehen zu machen. Es ist der Versuch, möglichst schnell Normalität herzustellen, um dem Druck und den Spannungen im Alltag, wie auch in der Paarbeziehung, auszuweichen. Der „ehemaligen" Patientin werden in möglicherweise überfordernder Weise die Aufgaben in Familie oder Alltag wie vorher übertragen, „als ob nichts gewesen wäre". Häufig wird die Dauer des Anpassungs- und Heilungsprozesses unterschätzt, die Krankheit bagatellisiert – mit negativen Folgen für den Heilungsverlauf und die psychische Stabilität. Natürlich kann es auch möglich sein, dass Ihre Partnerin die vorherigen Aufgaben, Pflichten und Tätigkeiten wieder übernehmen möchte und dies auch als Erleichterung empfindet oder als Zeichen von Genesung. Wichtig ist, dass Sie sich gemeinsam darüber austauschen. Was kann wer machen? Was ist zu viel? Was ist wann wieder möglich? Versuchen Sie nicht zu „erraten", was für den anderen jetzt gut wäre – sondern fragen Sie den anderen konkret danach!

Versuchen Sie, mit der Partnerin gemeinsam auszubalancieren, was in ihrer aktuellen Situation möglich und machbar ist. Fragen Sie auch den behandelnden Arzt, der genaue Auskunft dazu geben kann, inwieweit eine Einbindung in den „normalen" Alltag angemessen ist und in welchen Bereichen Ihre Partnerin auf Unterstützung angewiesen ist.

5.5 Warum (gute) Kommunikation so wichtig ist

Glückliche Paare können sich Wünsche von den Augen ablesen. Das wäre schön. Leider ist dies ein Trugschluss. Vergleicht man glückliche mit unglücklichen Paaren, so findet man vielmehr, dass glückliche Paare häufiger miteinander über ihre Gedanken, ihre Sorgen, ihre Gefühle, aber auch Pläne und schöne Ereignisse sprechen. Die partnerschaftliche Kommunikation ist somit eine wichtige Grundlage – auch zur Stressbewältigung. Auch wenn man Erkrankte fragt, mit wem sie am ehesten über krebsrelevante Themen sprechen würden, ist die Hauptantwort: mit meinem Mann oder meiner Frau (Robbins et al., 2014). Problematisch ist dies, wenn das sog. *Schonverhalten* (siehe Abschn. 5.4, S. 71) dominiert, bei dem Gefühle versteckt oder unterdrückt werden, um den anderen nicht zu belasten. Allerdings zeigt sich, dass sich Paare viel besser an eine Krebserkrankung anpassen, wenn Verbundenheit und Nähe neu bestimmt werden und dabei auch Themen wie die Krankheit, ihre Bedeutung und eine mögliche Bedrohung durch einen Verlust einbezogen werden. Aber: Die *Balance* ist wichtig! Den ganzen Tag über Krebs zu sprechen, ist genauso wenig hilfreich, wie gar nicht darüber zu sprechen. Um diese Gespräche miteinander führen zu können, haben sich Kommunikations-

Abb. 5.1 Hilfreiche Regeln im Gespräch für die Sprecher- und Zuhörerrolle

1. Ich-Gebrauch / Ich-Botschaften
2. Konkretheit: Situation & Verhalten
3. Sich öffnen (Gefühle)

1. Aktives Zuhören
2. Zusammenfassen (Paraphrasieren)
3. Nachfragen (offene Fragen)

regeln als hilfreich erwiesen. Dabei gibt es zwei Rollen, die Sprecherrolle – für denjenigen, der spricht – und die Zuhörerrolle – für denjenigen, der zuhört. Für jede der beiden Rollen gibt es jeweils *drei Regeln* (siehe Abb. 5.1):

Was bedeuten diese Regeln?

Für die Sprecherrolle:

- **Ich-Gebrauch:** Es ist besser von sich zu sprechen anstatt „man" oder „du" zu verwenden. Das „du" kann schnell vorwurfsvoll sein. „Du hast ..." „du bist...", wohingegen „man" suggeriert, dass es alle so machen, nur der andere nicht, „man macht das so ..." Daher ist immer angezeigt, bei sich zu bleiben und dafür ist die Verwendung von „ich" hilfreich.
- **Konkretheit:** Hiermit soll typischen Kommunikationsfehlern wie „Das ist ja wieder typisch für dich ..." oder „nie machst du ...", „immer bist du ..." vorgebeugt werden. Neben der mitschwingenden Abwertung des Gegenübers insgesamt besteht hier auch oft die Gefahr, „alte" Themen wieder hervorzuholen und sie dem anderen noch mal „aufzutischen". Das ist nicht hilfreich und zielführend. Konzentrieren Sie sich lieber auf eine konkrete Situation oder ein konkretes Verhalten Ihres Partners oder Ihrer Partnerin, das Sie genauer beschreiben wollen, z. B. „Gestern ist mir aufgefallen, dass ..." oder „Ich würde mir wünschen, dass du mich häufiger in den Arm nimmst."
- **Sich öffnen:** Die beste Möglichkeit, um in einem Gespräch auch Nähe und Intimität zu erleben, ist sich zu öffnen. Damit ist gemeint, dem anderen mitzuteilen, was in einem selbst vorgeht, welche Gefühle, welche Sorgen oder Nöte einen beschäftigen. Das ist nicht immer einfach, da man sich oft nicht über seine Gefühle im Klaren ist oder man meint, diese Gefühle könnten den anderen verletzen. Wenn die Paarkommunikation eher angespannt ist, kann es sein, dass man sein Innerstes vor dem anderen schützen oder verstecken möchte. Vielleicht ist man auch unsicher, wie der andere darauf reagieren würde. Wenn Sie sich jedoch beide an diese Kommunikationsregeln halten, werden Sie bemerken, dass es immer leich-

ter wird, auch über eigene Gefühle mit dem anderen zu sprechen und sich Stück für Stück mehr zu öffnen. Dies wird sich positiv auf Ihre Beziehung auswirken.

Für die Zuhörerrolle:

- **Aktives Zuhören:** Damit ist in erster Linie das nonverbale Verhalten gemeint, also Blickkontakt, nicken oder sog. Quittungszeichen („aha", „hmmh"). Sie signalisieren damit Ihrem Partner oder Ihrer Partnerin, dass Sie dem Gespräch folgen, dass Sie zuhören, dass Sie da sind. Dies gelingt nicht, wenn Sie sich bei einem Gespräch z. B. in unterschiedlichen Räumen befinden und der nonverbale Kanal damit geschlossen ist. Wenn Sie also sicherstellen wollen, dass Sie das Gesagte vom anderen auch optimal verstehen können, sollten Sie das aktive Zuhören anwenden. Sie werden merken, dass es viel leichter ist, den anderen zu verstehen, wenn Sie aufmerksam zuhören.
- **Zusammenfassen:** Diese Regel kommt den meisten Paaren sehr künstlich vor. Zusammenfassen bedeutet, mit eigenen Worten zu wiederholen, was der andere gesagt hat. Das klingt zunächst komisch. Wenn Sie aber einen Moment darüber nachdenken, wird Ihnen sicherlich klar, warum dies eine wichtige Regel ist. Zunächst einmal müssen Sie dem anderen zuhören. Darüber hinaus können Sie mit dem Zusammenfassen auch sicherstellen, ob Sie den anderen richtig verstanden haben. Häufig entstehen Streits z. B. daraus, dass der eine etwas „in den falschen Hals" bekommen hat – also eher aus Missverständnissen. Das Zusammenfassen ist daher eine gute Regel, um diese Missverständnisse frühzeitig zu vermeiden und somit auch einen Streit im Keim zu ersticken.
- **Nachfragen:** Beim Nachfragen geht es darum, den anderen besser zu verstehen, indem man Fragen stellt. Bei den Fragen sollte es sich am besten um sog. „offene Fragen" handeln, d. h. Fragen, auf die man nicht nur mit „Ja" oder „Nein" antworten kann. Offene Fragen fangen z. B. mit Wie … Was … Warum … Wieso … Weshalb … etc. an.

Diese Kommunikationsregeln können Ihnen dabei helfen, mehr Nähe und Intimität in Ihrer Partnerschaft zu erzeugen und sich emotional gut unterstützen zu können. Nehmen Sie sich einen Moment Zeit und überlegen Sie, welche Regeln Sie vielleicht schon gut umsetzen und auf welche Regeln Sie in Zukunft noch mehr achten möchten. Dies können Sie auch gemeinsam als Paar tun.

5.6   Wie kann man sich gut unterstützen?

Neben der emotionalen Unterstützung, etwa durch gutes Kommunizieren, kann es auch hilfreich sein, sich praktisch zu unterstützen – also mit seinem eigenen Verhalten und Tun dem anderen direkt hilfreich zur Seite zu stehen . Als unterstützendes Verhalten gelten z. B. Aufgabenübernahme im Haushalt, Gespräche über wichtige Entscheidungen in Bezug auf die Krankheit, gemeinsame angenehme Aktivitäten, Trost spenden, den anderen aufmuntern oder liebevoll in den Arm nehmen. Hierbei wird zwischen **problembezogener** und **emotionsbezogener** Unterstützung unterschieden (siehe Abb. 5.2).

> Überlegen Sie – jeder für sich oder gemeinsam mit Ihrer Partnerin/Ihrem Partner –, was Sie schon gut machen, wovon Sie aber gerne noch „mehr" hätten. Welche Unterstützung würden Sie sich wünschen? Was würde Ihnen guttun und warum?

Teilen Sie dem anderen Ihre Wünsche mit. Denken Sie daran, der andere kann Ihre Gedanken nicht lesen. Wenn Sie die Unterstützung auch bekommen wollen, ist der beste Weg, es dem anderen direkt zu sagen, anstatt darauf zu warten, dass der andere von alleine darauf kommt oder es irgendwie errät.

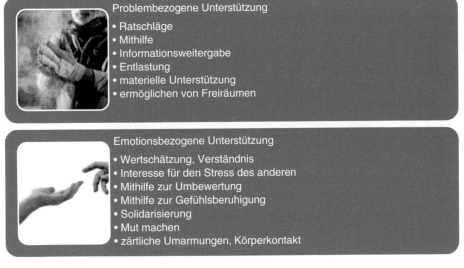

Problembezogene Unterstützung
- Ratschläge
- Mithilfe
- Informationsweitergabe
- Entlastung
- materielle Unterstützung
- ermöglichen von Freiräumen

Emotionsbezogene Unterstützung
- Wertschätzung, Verständnis
- Interesse für den Stress des anderen
- Mithilfe zur Umbewertung
- Mithilfe zur Gefühlsberuhigung
- Solidarisierung
- Mut machen
- zärtliche Umarmungen, Körperkontakt

Abb. 5.2 Beispiele für problembezogene und emotionsbezogene Unterstützung (Zimmermann & Heinrichs, 2008)

„Den ganzen Tag stand der Wäschekorb auf dem Tisch. Mein Mann wusste doch, dass ich noch nicht schwer heben kann und hat den Korb einfach nicht nach oben gebracht. Ich habe mehrfach den Korb angesehen und dann direkt meinen Mann, aber irgendwie hat er es nicht verstanden. Irgendwann war ich total genervt und habe ihm ziemlich energisch gesagt, dass er doch jetzt endlich mal den Korb hoch tragen soll ... Er war ziemlich überrascht über meinen Ärger und hat den Korb auch gleich hochgetragen ... Im Nachhinein muss ich sagen, dass er meine „Zeichen" im Vorfeld wohl nicht verstanden hat und es besser gewesen wäre, wenn ich ihn gleich gebeten hätte, den Korb nach oben zu tragen ..." (55-jährige Brustkrebspatientin)

Dieses Beispiel zeigt, dass die „telepathische" Übermittlung von Botschaften an den anderen meistens nicht gut funktioniert. Die direkte Kommunikation ist der beste Weg, um hilfreiche Unterstützung zu erhalten. Sie sollten sich auch darüber austauschen, ob die geleistete Unterstützung auch wirklich hilfreich war oder Ihre Partnerin sich noch etwas anderes gewünscht hätte – dasselbe gilt natürlich auch umgekehrt. Unterstützung sollte nicht nur einseitig erfolgen – vom Gesunden zur Erkrankten –, sondern auch andersherum. Wenn Sie als Paar dies wechselseitig äußern, erleichtern Sie es dem jeweils anderen, optimale Unterstützung zu leisten (Abb. 5.2).

6

Sexualität – (k)ein Tabuthema

Inhaltsverzeichnis

Das Thema Krebs und Sexualität ist oftmals noch ein Tabuthema. Fragen wie „Ist Sexualität jetzt überhaupt noch wichtig?" oder „Darf man jetzt an sowas denken?" stellen sich viele Betroffene. Sexualität ist ein zentraler Aspekt im Leben eines Menschen, der untrennbar mit Gesundheit, Wohlbefinden und Lebensqualität verbunden ist. Sexualität wird erfahren und findet Ausdruck in Gedanken, Fantasien, Wünschen, Überzeugungen, Einstellungen, Werten, Verhaltensweisen, Praktiken, Rollen und Beziehungen.

6.1   Ursachen sexueller Funktionsstörungen

Wenn die Partnerin an Krebs erkrankt ist, hat das in den meisten Fällen Einfluss auf die Sexualität in der Partnerschaft. Sexualität wird durch zahlreiche körperliche und seelische Vorgänge gesteuert. Nervensystem, Hormone, Gefühle und Gedanken spielen eine maßgebliche Rolle. Eine Krebserkrankung und deren Folgen können die Sexualität empfindlich beeinträchtigen. Die sexuellen Störungen und Beeinträchtigungen können sich als Libido-(Lust-)verlust, veränderte sexuelle Erregbarkeit, Orgasmusstörungen oder Dyspareunien (Schmerzen beim Geschlechtsverkehr) äußern. Für viele Erkrankte

T. Zimmermann, J. Ernst, *Meine Frau hat Krebs*, https://doi.org/10.1007/978-3-662-63504-9_6

wird durch die Krankheit und Behandlung das Gefühl von Vollständigkeit und Integrität des Körpers als eine intakte Einheit bedroht. Der Körper fühlt sich anders an, macht sich mehr durch Beschwerden und Schmerzen bemerkbar und das Genussverhalten ist generell eingeschränkt. Auch Veränderungen der Körperfunktion wie Inkontinenz, Verlust der Stimme oder Fatigue können die Sexualität beeinträchtigen.

> Sexuelle Funktionsstörungen können zum einen durch die **medizinische Behandlung** entstehen, zum anderen durch die **psychische Belastung** (z. B. starker Stress, Depressivität) oder auch durch sog. **Körperbildstörungen** (z. B. Hautveränderungen, Haarverlust, Narben, Amputation).

Durch die **medizinische Behandlung,** wie Operation, Chemotherapie, Strahlentherapie oder Antihormontherapie, kann es zu Vaginalproblemen, wie Trockenheit oder Elastizitätsverlust der Scheide, einer eingeschränkten Lubrikationsfähigkeit (Feuchtwerden der Scheide), lokalen Entzündungen, Pilzinfektionen, Schädigungen der Nervenbahnen, Vernarbungen, Wechseljahresbeschwerden oder Lymphödemen kommen. Auch eine reduzierte Libido (Lustempfinden) und Schmerzen können auftreten. Die körperliche Erscheinung bzw. körperliche Funktionen haben sich möglicherweise verändert infolge des Verlustes von Körperteilen (z. B. Entfernung der Brust), durch Narben oder durch auftretende Dysfunktionen (z. B. Inkontinenz). Auch **psychische Belastungen** können sich auf die Sexualität auswirken. Neben krankheitsbedingten Sorgen und Ängsten finden sich Depressivität, Hilf- und Hoffnungslosigkeit, Insuffizienzgefühle (Leistungseinbrüche) sowie existenzielle Sorgen. Hinzu kommen Selbstwerteinschränkungen, Schuldgefühle, Missverständnisse, Wissensdefizite und Versagensängste. Auch **Körperbildveränderungen,** z. B. durch Gewichtsveränderungen, Haarverlust, Stoma, Gesichtsveränderungen, können zu sexuellen Problemen beitragen. Die Unzufriedenheit mit der körperlichen Erscheinung kann zu Scham oder Ekelgefühlen führen und mit einem Verlust der Weiblichkeit bzw. der Identität als „Frau" einhergehen.

6.2   Folgen sexueller Störungen – und Umgang damit

Für Paare, die noch sexuell aktiv sind, kann der Wegfall von Sexualität von weitreichender Bedeutung sein. Viele betroffene Partner leiden zunehmend mit der Dauer der Erkrankung unter dem Gefühl, ihre sexuellen Bedürfnisse nicht äußern zu dürfen. Zudem sind sie oft verunsichert und wagen körperliche Nähe nicht, weil sie ihre kranke Frau nicht mit ihren sexuellen Wünschen bedrängen möchten. Die gewohnten sexuellen Muster funktionieren in der Regel nicht mehr, oft reagieren beide Personen mit Rückzug.

Obwohl sich die Mehrzahl der Erkrankten Informationen über die Auswirkungen der Krebserkrankung und -behandlung auf die Sexualität wünscht, ist das Thema Sexualität häufig noch ein **Tabuthema**. Krebskranke trauen sich oft nicht, Fachleute auf dieses Thema anzusprechen. Allerdings werden auch durch Fachpersonen Gespräche über Sexualität bei Krebserkrankungen eher selten initiiert. Sexualität und insbesondere „sexuelles Versagen" sind nach wie vor oft scham- und angstbesetzt und hindern die Betroffenen nicht nur daran, offen das Bedürfnis nach einer Beratung durch Fachpersonen zu äußern, sondern auch mit dem Partner oder der Partnerin über dieses Thema zu sprechen. Unsicherheiten, wie z. B. „Bestimmt will er jetzt lieber eine andere." oder „Wie kann man in so einer Situation an so etwas denken?", treten auf.

Viele Paare unterbrechen sexuelle Aktivitäten während der aktuellen medizinischen Behandlung, z. B. bei einer Chemotherapie. Wenn die medizinische Behandlung abgeschlossen ist, entsteht möglicherweise wieder ein Bedürfnis nach sexueller Nähe und Aktivität. Viele Paare sind verunsichert, wann und wie und ob sie sich dem anderen wieder nähern sollen. Insbesondere bei den Männern finden sich häufig Unsicherheiten, wie sie z. B. mit den körperlichen Veränderungen der Frau umgehen sollen und ob eine Initiierung von Sexualität zum jetzigen Zeitpunkt überhaupt angemessen ist. Auch die Frauen erleben in den meisten Fällen die Körperbildprobleme und ihre Auswirkungen als hinderlich. Hinzu kommt bei beiden Personen ein Leistungsdruck, eine gespannte Erwartungshaltung, Versagensängste sowie die möglicherweise noch anhaltenden Rollenveränderungen (Pflegender vs. Sexualpartner). Dies führt zu einer fehlenden sexuellen Erregung und zum Misserfolg. Als Folge stellt sich in diesem Teufelskreis Resignation und Vermeidung ein und es kommt zu keiner weiteren Annäherung (Diegelmann et al., 2020).

Natürlich können Paare auch schon vor der Krebserkrankung sexuelle Probleme erlebt oder auch entschieden haben, keine aktive Sexualität mehr auszuleben. Wichtig ist, gemeinsam darüber zu sprechen, um ggf. auch wieder zu einer aktiven und zufriedenstellenden Sexualität zurückzufinden. Denn sexuelle Zufriedenheit stellt auch eine wichtige *Ressource zur Bewältigung kritischer Lebensereignisse* dar.

In der Kommunikation eines Paaren haben sich **Kommunikationsstrategien** wie *sich öffnen*, die *Sicht des anderen anerkennen* und eine *aktive Problemlösung* als hilfreich für eine höhere Partnerschaftszufriedenheit und geringeren psychischen Disstress erwiesen, wohingegen Rückzugsverhalten, Vermeidung, Vorwürfe und Schonverhalten zu mehr Disstress und höherer Unzufriedenheit in der Partnerschaft führen (Manne & Badr, 2008). *Zufriedenheit mit der Sexualität* in der Partnerschaft steht darüber hinaus ebenfalls in einem engen Zusammenhang mit der allgemeinen Partnerschaftszufriedenheit.

> **Übersicht**
>
> Wenn Sie über Sexualität gemeinsam sprechen, sollten Sie sich die folgenden Fragen stellen:
>
> - Bin ich mit der bisherigen Sexualität – vor der Krebserkrankung – zufrieden gewesen?
> - Was hat sich durch die Krebserkrankung in der Sexualität verändert?
> - Wie zufrieden bin ich mit meiner körperlichen Erscheinung?
> - Wie empfinde ich die körperlichen Veränderungen?
> - Was wünsche ich mir hinsichtlich Sexualität?
> - Wovor habe ich Angst?
> - Welche Bedeutung hat Sexualität für mich, meinen Partner/meine Partnerin und unsere Partnerschaft?

Hilfreiche Informationen zum Thema „Weibliche Sexualität und Krebs" finden Sie auch hier: https://www.krebsinformationsdienst.de/service/iblatt/krebspatientin-sexualitaet.pdf.

7

Umgang mit der Erkrankung – was ist typisch Frau, was ist typisch Mann?

Inhaltsverzeichnis

Die Art und Weise, wie wir mit Belastungen im Kontext einer Krebs-erkrankung umgehen, hängt von zahlreichen Faktoren ab. Ein wichtiger Punkt ist dabei das Geschlecht: Männer reagieren oft anders als Frauen, egal ob sie selber Patient sind oder der Partner einer krebskranken Frau. Männer tendieren zu einem sach- und problemorientierten Verhalten: Sie orientieren sich an Fakten und Zahlen – und möchten die Dinge schnell hinter sich bringen. Frauen hingegen sind häufiger emotionsbezogen, suchen stärker Unterstützung im sozialen Umfeld und beschäftigen sich mit Sinnfragen. Um Spannungen und wechselseitige Fehleinschätzungen zu vermeiden, ist die Kenntnis „typischer" Krankheitsverarbeitungsmuster hilfreich. Dies kann Ihnen als Partner bzw. als Paar den Umgang mit schwierigen Situationen erleichtern.

7.1   Frauen sind anders – Männer auch

Typisch Mann, typisch Frau? In unserem Alltag gibt es vieles, bei dem wir sagen: Na, das ist ja typisch Mann oder das ist typisch Frau. Frauen können nicht einparken, reden viel und gehen immer zu zweit auf die Toilette. Männer hören nicht zu, zeigen ungern Gefühle und denken immer nur an Sex, dies

© Der/die Autor(en), exklusiv lizenziert durch Springer-Verlag GmbH, DE, ein Teil von
Springer Nature 2021
T. Zimmermann, J. Ernst, *Meine Frau hat Krebs*, https://doi.org/10.1007/978-3-662-63504-9_7

sind Beispiele aus unserem Alltag. Natürlich gibt es genetische Unterschiede zwischen Frauen und Männern. Allerdings scheinen bei den Unterschieden häufiger die Erziehung und Gesellschaft eine prägende Rolle zu spielen. Oft sind die traditionellen Geschlechterbilder noch tief verankert und werden auch schon kleinen Kindern vorgelebt, z. B. dass Mädchen mit Puppen und Jungen mit Autos spielen. Diese Prägungen können sich fortsetzen und finden sich auch immer noch, z. B. in der Berufswahl oder bei der Frage, wer sich um die Kindererziehung kümmert. Frauen sind häufiger in Büro- oder Dienstleistungsjobs vertreten, Männer häufiger in Handwerk und Industrie. Mit der Familiengründung gibt ein deutlicher Teil der Mütter ihren Beruf vorübergehend auf und kehrt erst mit zunehmendem Alter der Kinder wieder in das Erwerbsleben zurück (Statistisches Bundesamt, 2020, 2021).

Gibt es auch im Umgang mit Krebs Aspekte, die typisch für eine erkrankte Frau und typisch für den Mann als Angehörigen sind (oder umgekehrt)? Insgesamt gibt es dazu wenig wissenschaftliche Forschung – und streng genommen müssten wir an dieser Stelle auch das Geschlecht „divers" berücksichtigen. Unsere Recherche erbrachte allerdings keine tragfähigen Informationen und Befunde dazu, sodass wir es bei den beiden traditionellen Geschlechtern belassen.

Unsere Studien belegen zu den Fragen Paarkommunikation und Krankheitsverarbeitung immer wieder, dass interpersonelle Unterschiede vielfach auf die Zugehörigkeit zu einem der beiden Geschlechter zurückgehen (z. B. Ernst et al., 2009). So finden sich auch in den vorangegangenen Kapiteln immer wieder Hinweise auf „typisch männliche" oder „typisch weibliche" Reaktionen im Hinblick auf die Krebserkrankung.

7.2   Frauen reden, Männer handeln?

Auch im Rahmen einer Krebserkrankung können wir einige geschlechtstypische Unterschiede beobachten. Frauen – egal ob als Patientin oder als gesunde Partnerin – berichten insgesamt eher über ihr seelisches Befinden und ihre Beschwerden. Frauen sprechen mit ihrer sozialen Umwelt darüber, Männer hingegen neigen dazu, emotionale Probleme nicht zu kommunizieren – auch wenn sie darunter leiden! Psychische Probleme zuzugeben, das bedeutet noch für viele Männer das Eingeständnis von Schwäche. Eine ungenügende Bearbeitung dieser psychischen Probleme führt langfristig jedoch nicht selten zu seelischen Folgeproblemen, ein typischer „Bumerangeffekt". Allerdings, wenn Männer direkt auf mögliche Beschwerden angesprochen werden, berichten sie von *vergleichbaren Belastungen wie Frauen*. Sie zögern und fremdeln jedoch damit, sich unterstützen zu lassen – anders als Frauen.

Männer in Partnerschaften erfahren emotionalen Halt in erster Linie durch ihre Partnerin, auch dies ist ein Unterschied zu Frauen, die sich oft auch in ihrem sozialen Umfeld Gesprächspartner und -partnerinnen suchen oder in sozialen Netzwerken über ihr seelisches Befinden austauschen. Frauen haben generell bessere soziale Unterstützungsnetzwerke. Erkrankt die Frau schwer, entfällt die zentrale emotionale Stütze des Mannes. Männer ziehen sich dann zurück und „fressen" Ängste und Sorgen in sich hinein, um ihre Frau nicht noch weiter zu belasten (siehe Abschn. 5.4, S. 71). Dieses Schonverhalten kann allerdings, wie beschrieben, problematisch werden. Zum einen bleiben die Sorgen und Ängste des Mannes unbearbeitet, möglicherweise mit Langzeitfolgen. Zum anderen bemerken Frauen, dass die Männer sich verändern, können aber dieses Verhalten nicht zielführend einordnen, wenn kein Gespräch darüber stattfindet. Möglicherweise kommt es dann zu Fehlinterpretationen und beidseitigen Missverständnissen, bei denen die Frauen denken, die Männer interessieren sich nicht für ihr Befinden oder haben – im Extremfall – kein Interesse mehr an der gemeinsamen Partnerschaft. Es kann allerdings auch sein, dass Frauen ihre Männer nicht „überfordern" wollen und daher gezielt Informationen oder Belastungen vor den Männern verstecken, weil sie denken, dass die Männer damit nicht umgehen können.

„Was wirklich in mir vorgeht, kann ich meinem Mann nicht sagen ... das kann der gar nicht verkraften. Ich versuche weiterhin stark zu sein und für meinen Mann da zu sein." (72-jährige Krebspatientin)

Auch das basiert meistens auf Fehlannahmen und -interpretationen. Möglicherweise befinden Sie sich als Paar auch erstmalig in einer Krisensituation, bei der Sie mit einer potenziell lebensbedrohlichen Erkrankung konfrontiert sind. Somit gibt es auch kein Modell oder keine Vorerfahrungen, auf die Sie jetzt aufbauen könnten. Daher sind Fehleinschätzungen nicht selten, bei denen man annimmt, der oder die andere könnte das nicht „verkraften". Leider werden diese Annahmen gemacht, ohne dafür Beweise zu haben oder den anderen dazu gefragt zu haben. Wenn diese Fehlschlüsse nicht frühzeitig aufgeklärt werden, können sie sich über die Zeit anhäufen und dann zu Frustration und massiven partnerschaftlichen Problemen führen. Daher sind klärende Gespräche, bei denen sich beide Gesprächspartner öffnen und über ihre Gefühle und Gedanken sprechen, ausgesprochen sinnvoll (siehe Abschn. 5.5, S. 73).

Unterschiede in der sozialen Unterstützung – emotions- oder problemorientiert?

Beispielsweise kann es vorkommen, dass die Frau Angst äußert, durch die Chemotherapie ihre Haare zu verlieren und damit einen Teil ihrer weiblichen Identität und Attraktivität. Eine typische Antwort eines eher **problemorientierten** Mannes ist „Die Haare wachsen doch wieder." oder „Wir kaufen eine Perücke." Diese Antworten sind in der Sache absolut korrekt, allerdings nehmen sie nicht die Emotion der Frau auf, nämlich die vielschichtigen Angstgefühle. Die Frau fühlt sich nicht unterstützt, vielleicht missverstanden und gekränkt. Der Mann wiederum weiß nicht, was er falsch gemacht hat oder wie er sich anders verhalten soll. Eine **emotionsbezogene** Unterstützung könnte in diesem Beispiel sein, dass der Mann seiner Frau sagt, dass er verstehen kann, dass sie vor dem Haarverlust Angst hat, er immer an ihrer Seite ist oder dass er sie einfach tröstend in den Arm nimmt.

Im Rahmen von Krebserkrankungen gibt es eine Vielzahl von Problemen, für die es vorübergehend oder auch dauerhaft keine Lösung gibt. Daher ist es nicht Ziel, immer eine Lösung **(problemorientiert)** zu suchen oder suchen zu müssen. Manchmal kann es viel hilfreicher sein, einfach nur da zu sein und den anderen, z. B. durch eine Umarmung, zu trösten **(emotionsorientiert)** – und das sollte unabhängig vom Geschlecht sein.

Frauen leiden stärker als Männer unter einem veränderten Körperbild, etwa nach Brustentfernungen, Operationen oder infolge des Haarverlustes bei der Chemotherapie. Sie haben dann häufiger Probleme mit ihrem Selbstwert, ihrer sexuellen bzw. weiblichen Identität und stellen eher als erkrankte Männer ihre Eignung als „vollwertige" Partnerin infrage. Hier ist wichtig, die Emotionen der Frau aufzunehmen, zu würdigen und dabei auch die eigene Befindlichkeit anzusprechen.

Männer haben nicht nur die Neigung, problem- oder sachorientiert an Dinge heranzugehen, sondern häufig haben sie auch eine sehr *funktionelle Sicht* auf ihren Körper bzw. ihre eigene psychische Verfassung. Medizinische Maßnahmen oder psychosoziale Gespräche werden eher als „Reparatur" ohne Langzeitwirkung betrachtet – sie wünschen, dass das Problem schnell gelöst wird. Männer reagieren besser auf Interventionen, die durch Fakten, Tests und Zahlen charakterisiert sind, und viele psychoonkologische Beratungsstellen richten männerspezifische Angebote auch genau darauf aus (siehe Abschn. 8.5, S. 93). Denn was Männern hilft, ist einen Plan zu haben und das Gefühl der Kontrolle über die Situation. Allerdings ist die Inanspruchnahme von externen Unterstützungsangeboten immer noch eher gering.

Ein weiterer wichtiger Unterschied in der Krankheitsverarbeitung besteht darin, dass Männer mehr zu *Verleugnung der Erkrankung* (der eigenen wie der Erkrankung der Frau) einerseits bzw. zu *Fatalismus* („Macht des Schicksals") andererseits neigen, während Frauen sich stärker mit *Sinnfragen und der Suche nach Unterstützung* beschäftigen. Verkürzt heißt das, Männer akzeptieren die Situation entweder gar nicht oder sie fügen sich bedingungslos, Frauen hingegen beschäftigen sich aktiv mit dem, was ihnen widerfahren ist. Für sich genommen sind diese Ansätze natürlich hilfreich, wenn sie dem, der sie praktiziert, guttun. Aber: Die Möglichkeit, ihre Gefühle auszudrücken, hilft Frauen, mit Stress und Krebs besser zurechtzukommen. Und in der Paarbeziehung ist es hilfreich und entspannend, die jeweils unterschiedlichen Herangehensweisen des anderen zu kennen und zu respektieren, auch wenn man selber vielleicht anders handeln würde. Von daher versuchen Sie als Partner, die Gefühle Ihrer Partnerin nicht zu bagatellisieren oder gar zu verleugnen, als wäre alles „halb so schlimm" und „es wird schon". Setzen Sie sich mit ihrer Gefühlslage auseinander und nehmen Sie Anteil daran. Versuchen Sie somit, sich Ihrer eigenen Gefühle und Gedanken hinsichtlich der Erkrankung Ihrer Frau bewusst zu werden. Dies wird es Ihnen erleichtern, mit Ihrer Frau auch darüber zu sprechen und eine gemeinsame Basis für Unterstützung zu finden. „Sich öffnen" – also von den eigenen Gefühlen zu sprechen, kann es erleichtern, die Unterstützung zu erhalten, die jetzt hilfreich ist. Wenn Sie sich unsicher über die „richtige" Unterstützung sind, fragen Sie einfach nach: „Was würde dir jetzt guttun? Was kann ich für dich tun? Was wäre jetzt hilfreich?" Versuchen Sie nicht, die „richtige" Unterstützung zu erraten oder zu erspüren, sondern nutzen Sie die Kommunikationsregeln (siehe Kap. 5), um konkret nachzufragen.

Frauen erwarten häufig von ihren Männern, dass diese genau wissen, was sie jetzt brauchen.

> *„Ich dachte, nach 40 Jahren Ehe muss er doch wissen, was ich denke, was ich fühle ..." (63-jährige Krebspatientin)*

Das ist leider ein Trugschluss. Wie schon in Kap. 5 beschrieben, funktioniert das „Gedankenlesen" in Partnerschaften meist nicht so gut – auch wenn man schon viele Jahre zusammen ist. Auch hier ist es besser, wenn die erkrankte Frau ihrem Mann genau sagt, welches ihre Erwartungen sind und was ihr jetzt guttun würde. Sie macht es damit ihrem Partner viel leichter, ihr die Unterstützung zu geben, die sie jetzt braucht.

Bei einer Krebserkrankung kann das Bedürfnis nach körperlicher Nähe stark schwanken. Gedanken und Gefühle konzentrieren sich auf die anstehende Behandlung, auf die Neuorganisation des Alltags oder einfach auf das Weiterleben nach der Diagnose – das Thema Sexualität und erotische Lust tritt für viele Paare zunächst in den Hintergrund (siehe Kap. 6, S. 78). Bei einigen Krebserkrankungen wirken sich Operationen unmittelbar auf die weibliche Sexualität aus. Auch Behandlungen wie eine längerfristige Antihormontherapie können das sexuelle Erleben Ihrer Partnerin beeinträchtigen. Manchen Frauen macht das veränderte Körperbild Angst – z. B. nach einer Brustamputation oder bei Haarverlust während der Chemotherapie. Für den Partner kann es schwierig sein, das Gefühlsleben und die Bedürfnisse der Patientin zu erkennen, denn das männliche Selbstkonzept ist eng mit der männlichen Geschlechtsidentität verknüpft. Was hilft, ist das offene Gespräch, um gemeinsam auszuloten, welche Formen der Nähe, auch jenseits des Geschlechtsverkehrs, möglich und gewünscht sind. Beide Seiten brauchen Zeit, um zu lernen, mit Veränderungen umzugehen. Berücksichtigen Sie auch, dass sich Männer und Frauen hinsichtlich ihrer Sexualität und insbesondere der sexuellen Erregung unterscheiden können. Bei Frauen können insbesondere Ängste vor Schmerzen, Ekel oder Scham sowie Schuldgefühle, z. B. mit dem veränderten Körperbild sexuell nicht (mehr) zu genügen, auftreten. Dies kann sich auf das Lustempfinden auswirken. Auch hier spielen Annahmen und Erwartungen wieder eine große Rolle.

„Beim Sex habe ich immer ein Hemd getragen. Ich wollte meinem Mann den Anblick der ekeligen Narbe an der Brust ersparen. Er hat auch nicht versucht, mir das Hemd auszuziehen. Vermutlich ekelt er sich auch vor dem Anblick." (49-jährige Brustkrebspatientin)

In diesem Beispiel werden durch die Frau viele Annahmen getroffen, ohne genau zu wissen, ob der Partner dies auch so erlebt. Auch hier ist ein gemeinsames Gespräch hilfreich, um Missverständnisse und Erwartungen zu klären.

Vielleicht fanden Sie sich in diesem Kapitel an einigen Stellen mehr oder weniger wieder. Was ist wirklich *typisch Mann und typisch Frau* – insbesondere hinsichtlich einer Krebserkrankung, kann hier nur zusammenfassend dargestellt werden. Im individuellen Fall kann es abweichen oder auch ganz anders sein. Wenn Sie offen miteinander sprechen können, sind Fehlannahmen oder -interpretationen weitgehend vermeidbar. Nutzen Sie mehr Worte als Gedanken!

8

Psychosoziale Onkologie – Wo und wie bekomme ich psychosoziale Hilfe und seelische Unterstützung?

Inhaltsverzeichnis

Professionelle psychosoziale Hilfen für Krebserkrankte – aber auch für Angehörige bzw. Partner – gibt es inzwischen gut ausgebaut in ganz Deutschland, wenngleich (noch) nicht ganz flächendeckend. Die Angebote, ambulant oder in den Kliniken, sind breit gefächert. Sie beinhalten praktische Informationen, Hilfe bei Anträgen und Behördenkontakten, weiterführende Vermittlung oder psychische Beratung und Unterstützung in Krisensituationen. Die Beratung ist kostenfrei, den Zugang erfragen Sie z. B. über die behandelnden Ärzte bzw. Ärztinnen oder die örtlichen Gesundheitsämter. Viele Beratungs- und Unterstützungsangebote gibt es auch online, v. a. im Rahmen der Selbsthilfe. Wenn Sie eine Nutzung von Leistungen – online oder in Präsenz – erwägen, beachten Sie immer auch die Seriosität und Professionalität der Anbieter!

T. Zimmermann, J. Ernst, *Meine Frau hat Krebs*, https://doi.org/10.1007/978-3-662-63504-9_8

8.1   Psychosoziale Onkologie

„Die Psychoonkologie schenkt nicht dem Körper weniger, sondern der Seele mehr Aufmerksamkeit." (adaptiert nach Weiss und English, 1949)

Die Psychosoziale Onkologie oder auch Psychoonkologie ist eine sog. Praxisdisziplin und ein wichtiger Teil der Integrativen Onkologie. Sie wendet sich unterstützend jenen Personen zu, die – direkt oder indirekt, z. B. als Partner – von einer Krebserkrankung betroffen sind. Der Fokus liegt auf der Bereitstellung von professioneller Hilfe, um psychosoziale Belastungen (z. B. Ängste, Sorgen, Niedergeschlagenheit und Erschöpfung, Stress, Hilflosigkeit, Nervosität, soziale Isolation) zu erkennen, zu lindern oder auch, um den Risiken dauerhafter und schwerer Überlastungen vorzubeugen.

> Mit dem Begriff der **Integrativen Onkologie** wird das abgestimmte Zusammenführen verschiedener Behandlungsansätze bezeichnet. Hierzu gehört – neben der medizinischen Behandlung und einer evtl. ergänzenden alternativmedizinischen Versorgung – die Einbindung psychoonkologischer Versorgung.

Die Psychoonkologie als Wissenschaft bzw. als professionell organisiertes Unterstützungsangebot für Patientinnen oder Angehörige gibt es erst seit Mitte der 1970er-Jahre. Neben einer praktischen Funktion, nämlich für Krebspatientinnen und Mitbetroffene psychosoziale Hilfe bereitzustellen, widmet sie sich auch der Erforschung von psychischen und sozialen Einflüssen auf die Krankheitsentstehung und den -verlauf. Hierzu gehört auch die Entwicklung und Überprüfung wirksamer psychoonkologischer Angebote.

Psychoonkologische Hilfe nehmen „traditionell" *mehr Frauen als Männer* in Anspruch. Aber: Wenn Partner von Krebspatientinnen Unterstützungsangebote nutzen, erweist sich dies auch als ein Gewinn für die krebskranke Frau. Das Paar profitiert gemeinsam. Nicht nur verbessert sich die Kommunikation und der Austausch auf Paarebene, sondern auch das Stress- und Angstlevel geht deutlich zurück.

> **Ziele psychoonkologischer Unterstützung**
>
> - Menschen dazu zu befähigen, ein höchstes Maß an Selbstständigkeit und Lebensqualität zu bewahren,
> - Menschen beim Umgang mit den Krankheits- und Behandlungsfolgen während sowie nach der Erkrankung und Therapie zu unterstützen,
> - Patientinnen und Angehörige dazu ermutigen, eigene Strategien zur Bewältigung der Krankheit zu entwickeln.

Die psychoonkologische Behandlung von Krebspatientinnen sowie die Mit-Einbeziehung der Partner sollte heute eine übliche und fest verankerte Vorgehensweise sein, egal ob die Krebstherapie im Krankenhaus oder in einer onkologischen Praxis erfolgt.

8.2 Wo finde ich professionelle psychoonkologische Unterstützung?

In Deutschland sind mit dem **Nationalen Krebsplan,** einem Programm des Bundesministeriums für Gesundheit zum Umgang mit Krebs, psychoonkologische Angebote für Patientinnen und Angehörige ausdrücklich als notwendig eingestuft. Hier ist auch der grundsätzliche Anspruch auf eine solche Versorgungsleistung festgeschrieben (BMG, 2012). Medizinische Fachgesellschaften, Wissenschaftler/Wissenschaftlerinnen, Krankenkassen, Mediziner/Medizinerinnen und Psychologen/Psychologinnen haben gemeinsam Standards und Gütekriterien für eine psychoonkologische Versorgung erarbeitet. In **Leitlinien** ist festgelegt, wie und wo die psychosoziale Behandlung erfolgen soll und welche Maßnahmen zur Qualitätssicherung in der Psychoonkologie eine wichtige Rolle spielen (AWMF, 2014). Diese Gütekriterien umfassen auch Empfehlungen speziell zu bestimmten Angehörigengruppen (z. B. den Partnern) und werden regelmäßig überarbeitet und angepasst.

Wo Sie erste Informationen und Hilfe finden können

- Der Krebsinformationsdienst (KID) des Deutsches Krebsforschungszentrum (DKFZ) bietet Informationen zu allen Themen rund um Krebs und ermöglicht eine telefonische Beratung.
- https://www.krebsinformationsdienst.de/
- Die „blauen Ratgeber" der Deutschen Krebshilfe enthalten umfassende Informationen zu Hilfsangeboten, auch speziell für Angehörige, und zu Sozialleistungen. https://www.krebshilfe.de/informieren/ueber-krebs/infothek/infomaterial-kategorie/die-blauen-ratgeber/
- Bei medizinischen und sozialrechtlichen Fragen helfen die Beratungsstellen der Krebsgesellschaften der Länder. Hier erhalten Sie auch Hilfe bei der Suche nach regional agierenden Selbsthilfegruppen und psychosozialen Betreuungsangeboten.
- Eine geeignete Rehabilitationseinrichtung finden Sie unter:
- https://www.bar-frankfurt.de/service/datenbanken-verzeichnisse/adressen-verzeichnis.html
- Die Einrichtungen sind nach Leistungsträgern und Regionen geordnet.

Professionelle psychoonkologische Versorgung für Patientinnen und vielfach auch für die Partner wird grundsätzlich in folgenden medizinischen Sektoren bzw. Bereichen vorgehalten:

- Generell in **Kliniken oder Krankenhäusern**, in denen Krebsbehandlungen durchgeführt werden. In den **Onkologischen Zentren** – also den zertifizierten onkologischen Einrichtungen, worunter z. B. Brustkrebs- oder Darmkrebszentren gezählt werden – gehört psychoonkologische Versorgung zum Standard. Ohne das Angebot einer psychosozialen Unterstützung vergibt die Deutsche Krebsgesellschaft keine Zertifizierung. Auch Angehörige können diese Unterstützung in Anspruch nehmen.
- Ambulante psychoonkologische Versorgung gibt es in den regionalen **Krebsberatungsstellen**. Das ist eine übliche Adresse für Patientinnen und Partner, wenn längerfristig Hilfe benötigt wird. In Deutschland gibt es ca. 170 solcher Beratungsstellen in unterschiedlicher Trägerschaft (z. B. Kommune, Kirche, Sozialverbände, Tumorzentren).
- In **Rehabilitationskliniken**, in denen Anschlussheilbehandlungen stattfinden, sind psychoonkologische Angebote – in vielen Fällen auch für die Partner – fester Teil des Rehabilitationskonzeptes.
- Auch hausärztliche **Praxen** oder **Onkologische Schwerpunktpraxen** bieten psychoonkologische Sprechstunden für Patientinnen oder Angehörige an bzw. können Interessierte entsprechend vermitteln, z. B. an ambulante Beratungsangebote.
- Bei sehr schweren und andauernden seelischen Belastungen infolge der Krebserkrankung kann eine reine Beratung nicht mehr ausreichend sein. Hier sollten Betroffene den Weg in eine geeignete **ambulante Psychotherapie** erwägen. Viele Psychotherapeuten oder -therapeutinnen haben sich im Rahmen einer Weiterbildung auf die Begleitung von Krebsbetroffenen spezialisiert, geeignete Therapeuten finden Sie im Verzeichnis ambulant psychotherapeutisch tätiger Psychoonkologen auf den Seiten des Krebsinformationsdienstes (KID): https://www.krebsinformationsdienst.de/service/adressen/psychoonkologen.php
- Einen wichtigen Stellenwert für viele Partner von Krebspatientinnen haben auch Selbsthilfegruppen sowie Betroffenenchats im Internet. Weitere Informationen finden sich auch unter https://www.hausderkrebsselbsthilfe.de oder www.nakos.de/adressen/datenbanksuche/.

8.3   Woran erkenne ich professionelle Psychoonkologen?

Derzeit ist die Berufsbezeichnung „Psychoonkologe" kein gesetzlich geschützter Begriff, obwohl seit einigen Jahren verbindliche Kriterien, z. B. zur Einstellung von Psychoonkologen/Psychoonkologinnen in Kliniken, bestehen.

Es können prinzipiell verschiedene Berufsgruppen in der Psychoonkologie tätig sein. Das sind vor allem Psychologen/Psychologinnen, Ärzte/Ärztinnen, Sozialarbeiter/Sozialarbeiterinnen oder Sozialpädagogen/Sozialpädagoginnen und andere sozialwissenschaftliche Berufsgruppen. Es empfiehlt sich, auf folgende Berufsbilder oder -abschlüsse zu achten – auf der Homepage der Einrichtung, die psychoonkologische Dienste anbietet, sollten bei den dort Tätigen alle relevanten Qualifikationen einsehbar sein. Bei Unsicherheit empfiehlt es sich aber auch, direkt nachzufragen:

- Basisqualifikation für eine psychoonkologische Tätigkeit sollte der Abschluss eines Hochschulstudiums in den Fächern Medizin, Psychologie oder anderen Fächern wie Sozialpädagogik/Soziale Arbeit sein.
- Weiterhin sollte eine spezifische psychoonkologische Fort- und Weiterbildung nachgewiesen sein, die durch ein anerkanntes Zertifikat etwa der Deutschen Krebsgesellschaft (z. B. „DKG-zertifiziert") bestätigt ist.
- Spezifische psychoonkologische Tätigkeiten, wie z. B. Diagnostik oder psychotherapeutische Behandlung, erfordern unbedingt eine heilkundliche Qualifikation (ärztliche oder psychologische Psychotherapeuten/Psychotherapeutinnen). Diese Aufgaben sind ausschließlich dem therapeutischen oder ärztlichen Personal mit der o. g. spezifischen DKG-zertifizierten Ausbildung vorbehalten.
- Auch für in der Psychoonkologie beschäftigte Künstler/Künstlerinnen bzw. Kunsttherapeuten/-therapeutinnen (z. B. Musik-, Tanz-, Kunsttherapie u. a.) ist ein passendes Hochschulstudium bzw. eine berufsbegleitende psychoonkologische Weiterbildung Bedingung.

8.4   Vorsicht bei Heilsversprechungen und dubiosen Geschäftemachern!

Es ist nicht immer einfach für die Hilfesuchenden, seriöse von unseriösen Angeboten zu unterscheiden. Der große seelische Leidensdruck und die Verzweiflung der Patientinnen oder ihrer Angehörigen werden von Scharlatanen mitunter raffiniert ausgenutzt. Studien zeigen, dass nicht selten eine missglückte Kommunikation mit der Schulmedizin (z. B. Diagnoseübermittlung am Telefon) die Ursache für die Zuwendung zu „Wunderheilern" ist. Anlass können aber auch die Angst vor Chemotherapie sein, Zweifel an der Therapiewirksamkeit oder der Wunsch nach mehr menschlicher Zuwendung im Behandlungsprozess – größtenteils also Faktoren, die durch gute Gespräche mit Ihrem Arzt/Ihrer Ärztin *eigentlich vermeidbar sind*!

Selbstverständlich ist es das Recht jeder Patientin oder des Angehörigen, weiterführende oder ergänzende medizinische Anwendungen zu nutzen, wenn diese als hilfreich oder wohltuend eingeschätzt werden. Wenn Sie die Konsultation eines „Heilers" oder Alternativmediziners außerhalb der Schulmedizin erwägen und sich dazu informieren, behalten Sie im Vorfeld die oben skizzierten Merkmale zur Professionalität der (psychoonkologischen) Angebote und der in diesem Bereich Beschäftigten im Blick. Des Weiteren können die nachfolgend zusammengestellten Charakteristika schon erste Hinweise auf unseriöse, unnütze oder sogar schädliche psychosoziale Angebote sein, die Sie dann besser **meiden** sollten:

Wann ist Vorsicht angebracht:

- Das Versprechen kompletter Linderung unter *Ausschluss aller anderen* psychosozialen und/oder medizinischen Behandlungen.
- Das Angebot soll durch Präparate „ergänzt" werden, die völlig nebenwirkungsfrei sind. Eine Zulassung in Deutschland für diese Präparate existiert jedoch nicht, auch *kein Wirknachweis*.
- Es wird behauptet, andere Methoden (wie z. B. Psychotherapie) seien *überflüssig oder gefährlich*.
- Als Ursache der Krebserkrankung werden (ausschließlich) *Probleme in der Psyche* der Patientin oder des Partners „diagnostiziert" (z. B. unterdrückte Wut, sexuelle Probleme, traumatische Erlebnisse). Die Behandlung dieser Probleme könne auch den Krebs besiegen.
- Wissenschaftliche Belege zu den angebotenen Verfahren (z. B. Ergebnisse aus Studien) oder Expertisen (z. B. Zertifizierung, Vorweis eindeutiger und relevanter Berufsabschlüsse oder Berufserfahrungen) *können nicht erbracht* werden.
- Oft wird von diesen Behandlern *Bargeld* verlangt, mitunter Vorkasse, nicht selten ist das Honorar sehr hoch.

Seriöse psychoonkologische Beratungsangebote sind i.d.R. für die Teilnehmenden kostenfrei. Mitunter fallen Kostenbeteiligungen in geringer Höhe an, z. B. für Materialien bei kunsttherapeutischen Angeboten, oder Zuzahlungen. Dies wird stets im Vorfeld transparent kommuniziert!

8.5   Für welche Fragen welchen Ansprechpartner? – Das Netzwerk der Psychoonkologie

Die Betreuung und Begleitung der Partner onkologischer Patientinnen kann, wie gezeigt, in unterschiedlichen Versorgungsbereichen erfolgen: im Akutkrankenhaus, in der Rehabilitationsklinik oder in einer ambulanten Beratungsstelle. In jedem dieser Bereiche gibt es hinsichtlich der psychoonkologischen Angebote Spezifika, aber auch Gemeinsamkeiten. Zu diesen Gemeinsamkeiten gehören v. a. der niedrigschwellige Ansatz – für jeden Ratsuchenden soll dieses Angebot problemlos erreichbar sein – sowie die Kostenneutralität. Ferner sind die Inhalte in allen Bereichen häufig so konzipiert, dass Sie diese entweder als Paar gemeinsam (Paarsetting) oder auch allein (Einzelsetting) wahrnehmen können. Ein weiteres übergreifendes Qualitätsmerkmal ist die Multiprofessionalität: In allen Einrichtungen mit psychoonkologischen Angeboten sollten Sie immer Psychologen/Psychologinnen sowie Sozialarbeiter/Sozialarbeiterinnen antreffen.

8.5.1   Psychoonkologie und Sozialdienst im Krankenhaus

Im Krankenhaus und insbesondere in den onkologischen Versorgungszentren ist die psychoonkologische Versorgung durch *Psychoonkologen/Psychoonkologinnen* vorort gewährleistet. Die Nutzung dieser psychoonkologischen Angebote ist v. a. bei Brustkrebspatientinnen sehr hoch. In den sog. Brustzentren nutzen über 66 % der Patientinnen diese Hilfe, häufig gemeinsam mit ihrem Partner.

Der Psychoonkologe/die Psychoonkologin im Krankenhaus führt zunächst ein Erstgespräch mit der Patientin und ggf. dem Partner durch und erhebt den Betreuungs- und Versorgungsbedarf in bestimmten Problembereichen. Da im Regelfall der Aufenthalt im Krankenhaus nur einige Tage dauert, obliegt es dem Psychoonkologen/der Psychoonkologin vor allem, die evtl. notwendige Weiterversorgung nach Ende des Krankenhausaufenthaltes zu organisieren und sicherzustellen. Hauptzielstellungen in der Arbeit mit den Patientinnen und deren Partnern sind die gezielte Versorgung von Folgen der Diagnostik und Behandlung sowie die Unterstützung in der Kommunikation mit dem medizinischen Behandlungsteam.

> **Psychoonkologische Unterstützung im Akutkrankenhaus kann entlasten!**
>
> - Ordnung ins Chaos bringen und die nächsten Schritte planen,
> - über die Erkrankung und deren Behandlung zusätzlich informieren,
> - Symptome von Angst und Depression vermindern,
> - mit der Angst vor Kontrolluntersuchungen umgehen,
> - ressourcenorientiert die aktive Teilnahme am Behandlungsprozess fördern,
> - das Kontrollgefühl der Patientin über das Leben stärken,
> - die Familie unterstützen und ggf. vermitteln,
> - die Kommunikation zwischen Patientin, Familie und Behandlungsteam verbessern,
> - die „Sinnsuche" begleiten; Krankheit in das Leben integrieren können,
> - Raum schaffen für das Unaussprechliche (z. B. Angst vor Tod und Sterben),
> - an Beratungsstellen, Selbsthilfegruppen, niedergelassene Psychotherapeuten und -therapeutinnen vermitteln zur langfristigen Unterstützung.

Es gibt Kliniken, die in Ergänzung zum stationären psychoonkologischen Dienst weiterführende psychoonkologische Spezialsprechstunden anbieten. Dies sind Angebote, die v. a. für ambulant behandelte Patientinnen bzw. deren Angehörige infrage kommen.

Der *Sozialdienst* im Krankenhaus befasst sich mit der Unterstützung der Patientinnen und Angehörigen in Fragen sozialer oder sozialrechtlicher Probleme in den Bereichen Arbeit, Sicherung des Lebensunterhaltes und der Haushaltsführung, Krankenversicherung und Rehabilitation. Hierzu gehört v. a. die Hilfe bei der Stellung von Anträgen für Berentung oder finanzielle Unterstützung bei starken finanziellen Einschnitten infolge der Erkrankung (z. B. Wohngeld). Aufgabe des Sozialdienstes ist ebenfalls, soziale Notlagen zu erkennen (z. B. drohender Verlust der Wohnung, berufliche Folgen, aufkommende Schwierigkeiten in der Haushaltsführung oder der Betreuung der Kinder) und entsprechende Unterstützung zu leisten bzw. die weitere Hilfe für Betroffene zu koordinieren.

8.5.2 Ambulante Krebsberatungsstellen

Die ambulanten Krebsberatungsstellen halten meist ein sehr differenziertes und breites Versorgungsangebot bereit und erfüllen zudem eine wichtige Lotsenfunktion hinsichtlich der Vermittlung in weiterführende Unterstützungsangebote. Vielfach gibt es speziell auf die Probleme der Partner zugeschnittene Angebote. Die Beratung erstreckt sich – wie auch in den Kliniken – sowohl auf sozialrechtliche Fragestellungen als auch auf psychologische Inhalte. Allerdings ist die Bearbeitung dieser Themen hier oft breiter und langfristiger angelegt.

Die Ziele ambulanter psychosozialer Krebsberatung sind (Lehmann-Laue & Wickert, 2016)

Psychologische Zielsetzung

- Verbesserung der Informiertheit und der individuellen Problemverarbeitung der Ratsuchenden,
- Reduktion psychosozialer Belastungen wie Ängstlichkeit, Erschöpfung, Niedergeschlagenheit,
- Stärkung sozialer Ressourcen, insbesondere der partnerschaftlichen und familiären Kommunikation,
- Vernetzung stationärer und ambulanter psychoonkologischer Betreuung,
- Verstetigung des Rehabilitationserfolgs nach einer Reha-Maßnahme.

Sozialrechtliche Zielsetzung

- Sicherung der gesellschaftlichen Teilhabe (z. B. durch Beantragung von Versicherungsleistungen wie medizinische Rehabilitation, Behindertenausweis, Pflegestufe),
- wirtschaftliche und existenzielle Sicherung,
- Arbeitsplatz/Beruf, berufliche Rehabilitation,
- Regelungen im Todesfall,
- Hilfe bei der Erschließung von Versorgungsleistungen und weiterführenden Versorgungsangeboten (z. B. Selbsthilfegruppen, niedergelassene Psychotherapeuten und -therapeutinnen, Ämter, Palliativeinrichtungen).

Die Erreichung der jeweiligen Zielsetzungen erfolgt über ein spezifisches Leistungsspektrum, das in unterschiedlicher Bandbreite von den einzelnen Beratungsstellen vorgehalten wird. Im Allgemeinen umfasst es für Patientinnen und Angehörige die folgenden Leistungen:

- Diagnostik psychischer Belastungen,
- Vermittlung von Informationen über weiterführende Hilfen,
- Psychosoziale Beratung,
- Krisenintervention bei akuten Problemlagen,
- Psychoedukation (Aufklärung und Hilfe im Umgang mit den Problemen),
- Entspannungs- und imaginative Verfahren,
- Paar- und Familienberatung,
- Langzeitbegleitung bei progredientem Krankheitsverlauf.

9

Teilnahme an wissenschaftlichen Studien – wie sollte ich mich entscheiden?

Wissenschaftliche Forschung ist unerlässlich, auch im Feld der Krebserkrankungen. Wie sonst ließen sich Aussagen treffen zu den Problemen, Schwierigkeiten, Belastungen, aber auch zu den längerfristigen Auswirkungen der Krankheit für die Patientin, den Partner oder das Paar? Nicht zuletzt: Nur auf diesem Weg ist es möglich, zielgenaue und effektive Unterstützungsangebote zu entwickeln, in die Praxis zu überführen und zu bewerten. Es bleibt immer Ihre Entscheidung, einer Studienteilnahme zuzustimmen oder nicht. Einige der hier aufgeführten Argumente sollen Sie bei der Entscheidungsfindung unterstützen.

9.1 Warum Forschung? Grundlegende Aspekte und Studientypen

Auch als Partner einer Krebspatientin kommt es vor, dass Sie auf eine Studienteilnahme angesprochen werden. So gibt es z. B. zunehmend Forschungsstudien, welche die Rolle und den Unterstützungsbedarf von Partnern von

Krebspatientinnen untersuchen oder spezielle Programme entwickeln und prüfen, um die Partner (oder auch das Paar gemeinsam) im Umgang mit einer Krebserkrankung zu unterstützen.

> Jede Teilnahme an einer Studie ist freiwillig. Sie müssen eine Nichtteilnahme nicht begründen und durch eine Nichtteilnahme dürfen Ihnen oder Ihrer Partnerin keine Nachteile entstehen. Sie haben das Recht, jederzeit Ihre einmal gegebene Einwilligung zurückzuziehen. In dem Fall können Sie die Löschung der von Ihnen erhobenen Daten verlangen.

Es gibt eine Reihe unterschiedlicher Studientypen, die für die Teilnehmenden mit unterschiedlichem Aufwand – aber auch Nutzen – verbunden sein können.

9.1.1 Die wichtigsten und häufigsten Studientypen in der psychoonkologischen Forschung

Beobachtungsstudien (Querschnitt oder Längsschnitt)
Hier füllen Sie meist einen *Fragebogen* aus (Querschnitt) oder über einen bestimmten Zeitraum *mehrere Fragebögen* (Längsschnitt). Oft sind die Fragebögen online. Mitunter werden diese Studien noch durch mündliche *Interviews* ergänzt.

Interventionsstudien (randomisiert oder nicht randomisiert)
Interventionsstudien prüfen den *Effekt von bestimmten Maßnahmen*, z. B. in der Psychoonkologie könnte das die Wirksamkeit einer Paarintervention im Hinblick auf die psychische Belastung des Teilnehmenden sein. Randomisiert bedeutet, es werden zwei Gruppen gebildet: eine Gruppe führt den Kurs durch (Interventionsgruppe), die andere nicht (Vergleichsgruppe). Sie als Teilnehmer werden von der Studienleitung zufällig in eine der beiden Gruppen gelost (randomisiert). Dann werden zu verschiedenen Messzeitpunkten (mindestens vor sowie am Ende des Kurses) Fragebögen in beiden Gruppen zeitgleich erhoben. Ein Vergleich der psychischen Belastung gibt dann Aufschluss über den Effekt des Kurses. Mitunter ist es möglich, dass die Vergleichsgruppe den Kurs zu einem späteren Zeitpunkt auch durchlaufen kann (Wartelisten-Gruppe).

Jeder Studienteilnahme geht eine gründliche Aufklärung über Aufwand, Ziele und Nutzen, aber auch über mögliche Risiken, voraus. Lassen Sie sich erläutern, wer die Studie durchführt, finanziert und wie Sie dafür ausgewählt wurden. Was mit Ihren Daten nach der Auswertung geschieht und wie der Datenschutz organisiert ist, sollte ebenso klar dargelegt sein. Es sollten Ansprech- und Kontaktpersonen, z. B. ein Datenschutzbeauftragter, benannt sein (Name, Erreichbarkeit). Versichern Sie sich, dass alles anonym – also ohne Bezug auf Ihren Namen oder Ihre Adresse – ausgewertet wird. Seriöse Studien sind auch immer von einer Ethikkommission anerkannt.

Es gibt Studien, die für Ihren Aufwand eine *Entschädigung* zahlen.

9.2   Studienteilnahme ja oder nein?

Was spricht für, was gegen eine Studienteilnahme?
Dafür:

- Wissenschaftliche psychoonkologische Forschung ist vielfach nur möglich, wenn sich Menschen freiwillig zur Teilnahme bereit erklären.
- Jeder Einzelfall bereichert die Ergebnisse durch seine Besonderheiten und hilft, die Qualität und Aussagekraft der Befunde zu steigern.
- Durch gute Studien kann sich auf Dauer die Qualität der psychoonkologischen Versorgung verbessern.
- Eine Teilnahme an Studien kann Ihnen neue Perspektiven eröffnen und Sie erleben es oft als psychisch entlastend, Probleme zu schildern oder über diese zu sprechen.
- Bei Interventionsstudien stellt sich ein psychisch entlastender Effekt, z. B. durch die Teilnahme an einem Kurs, meist unmittelbar ein.
- Bei psychoonkologischen Studien sind, wenn überhaupt, nur minimale Risiken zu erwarten.
- Wenn Sie an Studien teilnehmen, ist es meist einfacher, bei aufkommenden oder bestehenden psychosozialen Fragen oder Problemen an kompetente Ansprechpersonen, z. B. aus dem Studienteam, heranzutreten.

Dagegen:

- Die Teilnahme an Studien kann mitunter zeitaufwendig sein. Informieren Sie sich, was genau auf Sie zukommt.
- Ihre körperlichen oder auch psychosozialen Belastungen (oder die Ihrer Partnerin) stehen einer Teilnahme entgegen.
- Sie haben Zweifel an der Studie, z. B. hinsichtlich Nutzen, Datenschutz, Professionalität. Versuchen Sie, diese Zweifel durch Nachfragen auszuräumen. Leider kann – vor allem bei Fragebogenstudien – ein Nutzen für die Teilnehmenden selbst nur mittelbar zu erwarten sein, da die Auswertung der erhobenen Daten und die Überführung der Ergebnisse in die Praxis immer eine gewisse Zeit in Anspruch nehmen.
- Das Thema der Studie betrifft Sie nicht oder ist Ihnen zu persönlich oder zu intim.
- Sie haben einen Interessenkonflikt, weil Sie z. B. mit einer Person des Studienteams in einer persönlichen Beziehung stehen.
- Eine Teilnahme ist für Sie organisatorisch nicht möglich, z. B. wegen zu weiter Anfahrt oder Sie sind nicht mobil genug (etwa bei Bewegungseinschränkungen).

Literatur

Ando, M., Morita, T., Akechi, T., Okamoto, T., & Japanese Task Force for Spiritual, C. (2010). Efficacy of short-term life-review interviews on the spiritual well-being of terminally ill cancer patients. *Journal of Pain and Symptom Management, 39*(6), 993–1002.

AWMF. (2014). S3-Leitlinie Psychoonkologische Diagnostik, Beratung und Behandlung von erwachsenen Krebspatienten.

Block, S. D. (2001). Perspectives on care at the close of life. Psychological considerations, growth, and transcendence at the end of life: The art of the possible. *JAMA, 285*(22), 2898–2905.

BMG. (2012). *Aktueller Stand des nationalen Krebsplans (Umsetzungsempfehlungen).* http://www.bmg.bund.de/. [2012].

Diegelmann, C., Isermann, M., & Zimmermann, T. (2020). *Therapietools Psychoonkologie.* Weinheim: Beltz.

Dolan, Y. M. (1991). *Resolving sexual abuse: Solution-focused therapy and Ericksonian hypnosis for adult survivors.* New York: Norton & Co.

Ernst, J., & Brähler, E. (2020). Krebskranke Eltern – Folgen für Familie und minderjährige Kinder und Möglichkeiten psychoonkologischer Versorgung. *Familiendynamik, 45*(3), 214–219.

Ernst, J., Lehmann, A., Krauss, O., Köhler, U., & Schwarz, R. (2009). Psychosoziale Unterstützungswünsche und tatsächlich erhaltene Versorgung onkologischer Patienten – Geschlechtsspezifische Unterschiede. *Deutsche Medizinische Wochenschrift, 134*(31–32), 1567–1572.

Hui, D., Hannon, B. L., Zimmermann, C., & Bruera, E. (2018). Improving patient and caregiver outcomes in oncology: Team-based, timely, and targeted palliative care. *CA: A Cancer Journal for Clinicians, 68*(5), 356–376.

Lebel, S., Ozakinci, G., Humphris, G., Mutsaers, B., Thewes, B., Prins, J., et al. (2016). From normal response to clinical problem: Definition and clinical features of fear of cancer recurrence. *Support Care Cancer, 24*(8), 3265–3268.

Lehmann-Laue, A., & Wickert, M. (2016). Ambulante psychosoziale Krebsberatungsstellen. In A. Mehnert & U. Koch (Hrsg.), *Handbuch Psychoonkologie* (S. 483–492). Göttingen: Hogrefe.

Leitlinienprogramm Onkologie (Deutsche Krebsgesellschaft, Deutsche Krebshilfe, AWMF). (2019). Palliativmedizin für Patienten mit einer nicht-heilbaren Krebserkrankung, Langversion 2.0, AWMF-Registernummer: 128/001OL. https://www.leitlinienprogramm-onkologie.de/leitlinien/palliativmedizin/. Zugegriffen am 04.08.2021.

Manne, S., & Badr, H. (2008). Intimacy and relationship processes in couples' psychosocial adaptation to cancer. *Cancer, 112*(11 Suppl), 2541–2555.

Mehnert, A., & Koranyi, S. (2018). Psychoonkologische Versorgung: eine Herausforderung. *Deutsche Medizinische Wochenschrift, 143*(5), 316–323.

Müller-Busch, H. C. (2012). *Abschied braucht Zeit. Palliativmedizin und Ethik des Sterbens.* Berlin: Suhrkamp.

Nenoff, H., Ernst, J., Köhler, N., & Götze, H. (2019). Erstellung eines Bewertungssystems für virtuelle Selbsthilfegruppen am Beispiel deutschsprachiger Krebsforen. *Zeitschrift für Psychosomatische Medizin und Psychotherapie, 65*, 272–287.

Radbruch, L., Nauck, F., & Sabatowski, R. (2005). *Was ist Palliativmedizin?* https://www.dgpalliativmedizin.de/images/stories/Was_ist_Palliativmedizin_Definitionen_Radbruch_Nauck_Sabatowski.pdf.

Rait, D. S., Ostroff, J. S., Smith, K., Cella, D. F., Tan, C., & Lesko, L. M. (1992). Lives in a balance: Perceived family functioning and the psychosocial adjustment of adolescent cancer survivors. *Family Process, 31*(4), 383–397.

Richardson, E. M., Schuz, N., Sanderson, K., Scott, J. L., & Schuz, B. (2017). Illness representations, coping, and illness outcomes in people with cancer: A systematic review and meta-analysis. *Psychooncology, 26*(6), 724–737.

Robert Koch-Institut. (Hrsg.). (2019). *Krebs in Deutschland für 2015/2016*, 12. Ausgabe. Berlin: Die Gesellschaft der epidemiologischen Krebsregister in Deutschland e.V.

Robbins, M. L., Lopez, A. M., Weihs, K. L., & Mehl, M. R. (2014). Cancer conversations in context: Naturalistic observation of couples coping with breast cancer. *Journal of Family Psychology, 28*(3), 380–390.

Romer, G., Bergelt, C., & Möller, B. (2014). *Kinder krebskranker Eltern.* Göttingen: Hogrefe.

Saunders, C., & Baines, M. (1989). *Living with dying: The management of terminal disease.* Oxford: Oxford University Press.

Simard, S., Thewes, B., Humphris, G., Dixon, M., Hayden, C., Mireskandari, S., et al. (2013). Fear of cancer recurrence in adult cancer survivors: A systematic review of quantitative studies. *Journal of Cancer Survivorship, 7*, 300–322.

Statistisches Bundesamt. (2020). *Erwerbsbeteiligung von Frauen nach Berufen.* https://www.destatis.de/DE/Themen/Arbeit/Arbeitsmarkt/Qualitaet-Arbeit/Dimension-1/erwerbsbeteiligung-frauen-berufe.html. Zugegriffen am 04.08.2021.

Statistisches Bundesamt. (2021). *Datenreport 2021 – Kapitel 2 Familie, Lebensformen und Kinder.* https://www.destatis.de/DE/Services/Statistik-Campus/Datenreport/Downloads/datenreport-2021-kap-2.html. Zugegriffen am 04.08.2021.

Temel, J. S., Greer, J. A., Muzikansky, A., Gallagher, E. R., Admane, S., Jackson, V. A., et al. (2010). Early palliative care for patients with metastatic non-small-cell lung cancer. *The New England Journal of Medicine, 363*(8), 733–742.

Trachsel, M., & Maercker, A. (2016). *Lebensende, Sterben und Tod.* Göttingen: Hogrefe.

Turner, D., Adams, E., Boulton, M., Harrison, S., Khan, N., Rose, P., et al. (2013). Partners and close family members of long-term cancer survivors: Health status, psychosocial well-being and unmet supportive care needs. *Psychooncology, 22*(1), 12–19.

Vehling, S., & Kissane, D. W. (2018). Existential distress in cancer: Alleviating suffering from fundamental loss and change. *Psychooncology, 27*(11), 2525–2530.

Waadt, S., Duran, G., Berg, P., & Herschbach, P. (2011). *Progredienzangst. Manual zur Behandlung von Zukunftsängsten bei chronisch Kranken.* Stuttgart: Schattauer.

Ware, B. (2013). *5 Dinge, die Sterbende am meisten bereuen. Einsichten, die Ihr Leben verändern werden.* Göttingen: Arkana.

Zimmermann, T., Alsleben, M., & Heinrichs, N. (2012). Progredienzangst gesunder Lebenspartner von chronisch erkrankten Patienten. *Psychother Psych Med, 62*, 1–8.

Zimmermann, T., & Heinrichs, N. (2008). *„Seite an Seite" eine gynäkologische Krebserkrankung in der Partnerschaft gemeinsam bewältigen – Ein Ratgeber für Paare.* Göttingen: Hogrefe.

Stichwortverzeichnis

© Der/die Herausgeber bzw. der/die Autor(en), exklusiv lizenziert durch Springer-Verlag GmbH, DE, ein Teil von Springer Nature 2021
T. Zimmermann, J. Ernst, *Meine Frau hat Krebs*, https://doi.org/10.1007/978-3-662-63504-9

Printed in the United States
by Baker & Taylor Publisher Services